JN260260

音楽で脳はここまで再生する

脳の可塑性と認知音楽療法

奥村 歩 木沢記念病院中部療護センター脳神経外科部長
Ayumi Okumura●著

佐々木久夫 Hisao Sasaki●構成・編

人間と歴史社

音楽で脳はここまで再生する――脳の可塑性と認知音楽療法　目次

第二章　音楽と脳　95

第四章 認知音楽療法のメカニズム 171

認知音楽療法の適用　234

第一章 脳に届いた音楽療法

ＮＨＫからの取材申し込み

音楽療法の「科学的」な検証を

その日、私は「木沢記念病院」の院長室にいた。用件は、「ＮＨＫがここ中部療護センターでやっている音楽療法について取材したいと言ってきている。ぜひ協力してやって欲しい」とのことでした。

木沢記念病院は、高度先進医療を担う地域の中核病院ですが、院長の山田先生はリハビリテーションや福祉などにも積極的に取り組んでこられ、ここ中部療護センターに「音楽療法」を取り入れたのも、院長の先見の明でした。

私は脳神経外科医であり、音楽療法士ではありません。そこで、「取材の協力ということですが、私は何をすればよいのでしょうか。音楽療法士の作業を支えるということでよいのでしょうか？」と問うと、「今回の取材は音楽療法に関してということなので、奥村先生にはその医学的な側面のサポートをしてあげて欲しい」ということでした。

ＮＨＫの取材の趣旨は、一つは脳外傷による「遷延性《せんえんせい》意識障害」に対する「音楽療法」の実際の現場の取材、そしてもう一つの大きな目的は、音楽療法の効果を「科学的」に証明して欲しいというものでした。

ちょうど私も、日々、音楽療法の効果を実感するなか、その効果を「目に見える」ものにしたいと考えていたところでした。当センターの「ＭＲＩ」（磁気共鳴撮影法）や「ＰＥＴ」（陽電子放出断層撮影法）を使って、神経画像の立場から音楽療法の有用性を示したいと思っていたのです。

しかし、今回の取材には気掛かりな点もあります。それは、取材から放送予定日までの期日が二ヵ月と非常に短いことです。

「こんな短期間では納得のいく結果が出ないかもしれません」

そうＮＨＫの担当者に伝えると、

「その時は、音楽療法の効果を脳科学で検証しようとするその姿勢を放映させていただきます」――この返事を聞いて、私は音楽療法と脳科学の接点に理解を示してくれる人が現れたことをとてもうれしく思うとともに、ＮＨＫの趣旨を快く受け入れることにしました。

検証の難しさ

しかし、脳外傷による「遷延性意識障害」に対する音楽療法の効果を科学的に検証することは困難を極めます。なぜなら、音楽療法の効果を「数値化」することが難しいからです。

音楽療法は病気そのものを対象にしているのではなく、「心」という人間の内なるものを対象とします。人間の心が数値化できない現在、音楽療法の効果も原則的には数値化できないのです。しかし、効果があると主張する以上は、その効果を科学的に証明しなければなりません。

現在の医療は「ＥＢＭ」(evidence based medicine)、つまり「科学的根拠のある医療」が主流になっています。この「根拠」とは、統計学的に根拠があるという意味です。

例えば、胃潰瘍であれば胃カメラやX線写真などの検査によって、潰瘍の大きさは何センチ、深さは何ミリといったように数値化することができます。同様に、薬の効果もまた統計学的根拠によって判定がなされます。ある胃潰瘍の薬が開発されたとしましょう。その薬の効果を判定するとき、その薬が他の薬にくらべて何ミリ潰瘍を縮小させたか、その有効性を統計学的に示す必要があります。その場合、Aさんの胃潰瘍もBさんの胃潰瘍も個性をもっていては困ります。誰の胃潰瘍であっても普遍的に効果がなくてはならないのです。

しかし、音楽療法においては対象とする意識や高次脳機能といった人間の心に踏み込んだ効果を数字で表すことはなかなかできません。同じような病気でも、AさんとBさんとでは、音楽療法の効果がまったく違うのです。まったく同じ方法をもってしても同じ効果が出ることはありません。なぜなら、音楽療法はAさんとBさんの病気に目を向けているのではなく、その人自身に目を向けているからです。

「均一性」の問題

もう一つ、音楽療法の効果の評価を困難なものにしているのが、音楽療法を受ける側の患者さんの病態の「均一性」の問題です。先ほどの胃潰瘍の薬の効果を評価する場合を例に挙げれば、薬の効果を評価する際、「二重盲検法」といって、一〇〇人の胃潰瘍の患者さんを五〇人ずつのグループ（群）に分類します。そして一つの群には当該薬を飲ませ、もう一つの群には飲ませないようにします。その際、二つに分けられたグループの「均一性」が問題となります。同じ胃潰瘍であっても、年齢、性別はもちろんのこと、職業や生活環境、とくにストレスの度合いによっても薬の効果に差異が生じたり、経過にも影響が出てくる可能性があります。一方の群にストレスの大きい環境にある人が偏っていたり、また一方の群に休養をとっている人が偏在していては、薬の有効性を正確に判定することはできません。そこで、そうしたバラつきをなくすために、できるだけ患者さんを公平に分けて「均一性」を保とうとするのです。

こうした人間を対象とした医学研究を「臨床研究」と言いますが、医学界では臨床研究よりも動物実験や試験管での基礎的な研究のほうが格調高いとされる傾向があります。その理由は基礎研究のほうが、対象の条件を均一にしやすいため、科学性が増すと見なされるからです。

患者さんの人間性や個人差を徹底的に排除していく研究のほうが質の高い研究と呼ばれ、科学性が高いと評価される——。それが今の医学界の現状です。まして、意識障害や高次脳機能障害の程度を数値化することができない現状において、音楽療法の効果を科学的に、均一性をもって示すことなど極めて困難なことです。仮に、病気をある程度均一化することができたとしても、病気を抱えた人間の個性を均一にすることはできません。

他の療法との差別化

さらには、音楽療法の効果を証明する困難さを象徴する最大の問題が目の前に横たわっていました。それは他の複数の療法との差別化です。ここ「中部療護センター」では、音楽療法のほかに理学療法、作業療法、言語・嚥下療法、鍼灸療法、アロマトリートメントやバーチャルリアリティー療法といった複数の療法がなされています。薬物療法はもちろんのこと、手術も行なわれることもあります。

患者さんは、こうしたさまざまな脳リハビリを受ける過程で回復していきます。そこで問題になるのは、どの過程で音楽療法特有の効果があったかです。それを検証することはとても難しい。もし、音楽療法だけの効果を抽出するとなると、他の療法に加えて音楽療法を施行する群と、他の療法の条件を一致させて音楽療法を施行しない群に分類し、その差を検定しなければなりません。しかし、それでは数年かかってしまい、現実的ではありません。まして、ここ「中部療護センター」に入院している人の多くが音楽療法を受けることを強く希望しています。そうした状況のなかで、研究のために音楽療法を施行しない群をつくることなど倫理的にも許されるものではありません。

検証プロジェクトの発足

プロジェクトの概要

こうしたさまざまな問題を抱えながら、プロジェクトが発足しました。しかも、今回のプロジェクトには時間的な制約があります。何ヵ月間か時間をかけ、じっくりと音楽療法の効果を検証していく「前向き研究」（「プロスペクティヴ研究」と言います）の猶予はありません。短期間で、しかもドラマチックに音楽療法の効果を「目に見える」ものにしなければなりません。

見通しがつかない、暗澹たる思いの日々が続きました。そんなあるとき、大学院時代の研究室の風景が蘇ってきたのでした。

「あの方法しかないかな」

暗雲のなかに一瞬、光が差し込みました。その方法とは「脳機能画像」の応用です。脳機能画像とは、近年、脳科学の分野で盛んに用いられている方法で、人間の脳の特定の活動を画像にする技術です。この技術を応用して、実際の音楽療法を受けている最中の患者さんの脳の活動の状態を画像化することに成功すれば、音楽療法の効果を脳科学の視点から「目に見える」ようにできるかもしれない――。「ひらめき」から「確信」に変わった瞬間でした。

こうして次第に構想が固まっていきました。

「検証法」の検討

私はこれまで「脳機能MRI」「サーモグラフィー」「SPECT」（単光子放出断層撮影法）「PET」といった最先端の機器を使って統計学的に画像を解析し、人の脳機能を「目で見る」という仕事に関わってきました。

今回のプロジェクトの主体である、交通事故による「遷延性意識障害」の患者さんに対する音楽療法の効果を、これまでの方法を応用することによって「目に見える」ようにしようと考えました。

そのための方法論としては、音楽療法ではなくて、単純に音楽刺激だけの脳の変化を見るには「機能的MRI」がもっとも適しています。しかも、すでにこの方法はここ「中部療護センター」において、すでに何人かの患者さんに施行していた経験があります。それは、ヘッドホンを患者さんの両耳に装着し、MRI室の「ガントリー」

と呼ばれる空洞の中に臥床の状態で入ってもらい、「機能的MRI」で撮影するというものです。撮影のタイミングに合わせて、ヘッドホンから音楽を流します。この方法を用いると、単純に音楽が脳の「側頭葉」に届いているかどうかが分かるのです。

しかし、この方法は「CD」(コンパクト・ディスク)の音楽であって「音楽療法」ではありません。複合的な音楽療法の刺激とは異なります。音楽療法の本質は、音楽療法士と患者さんとの「コミュニケーション」にあります。検査中に、いつも行なっている音楽療法の再現が望ましいのですが、機能的MRIではそれは不可能です。

というのは、体位の関係上、患者さんが座ったりしながら撮影することが不可能なのです。なぜなら、機能的MRIの最大の弱点は被検者の頭の「動き」にあります。機能的MRIはその原理の性質上、ほんの少しの「動き」があっても、そのデータの信頼性がなくなってしまいます。例えば、遷延性意識障害の患者さんが咳き込んだりする不随運動は、この検査の障害になってしまうのです。

また、強力な磁界の場であるMRI室に「磁性体」(磁力にくっつくもの)を持ち込むことは大変危険です。MRIが日本に登場して間もない頃のことですが、間違ってMRI室に持ち込まれた「酸素ボンベ」が空中を飛んでMRIにくっついたという事故がありました。楽器の中には、磁力にくっついてしまうものもあります。

「機能的SPECT」の応用

そこで考えたのは、「テクネシウムECD」という薬を投与してから数分間の脳血流を「SPECT」という「脳血流測定装置」で撮影するという方法の応用でした。「テクネシウムECD」のSPECTは、一般病院でも普及している脳血流測定法であり、当センターでも患者さんの脳血流量の状態を把握するためによく用いる方法です。この方法は、私たちが岐阜大学で研究してきた方法で、「機能的SPECT」と呼ばれています。これを応用して機能的MRIのように脳機能を見る方法の利点は、患者さんがいつも通りの音楽療法を受けている最中の変化、つまり音楽療法的な変化が見られたと判断されたときにこの「テクネシウムECD」を投与すれば、その時の患者さんの脳血流が「スナップショット」のように映し出されるはずです。

準備として、この検査に先立ち、音楽療法を受けていない状態（安静状態）の患者さんの脳血流量を測定しておきます。次いで、統計学的画像解析を応用した方法によってデータを整備して、音楽療法施行時の脳血流量の地図から、安静時の脳血流量の地図を引き算する。そうすれば、音楽療法によって脳血流量が変化した領域が浮き彫りになるはずです。

こうして、「音楽療法」の効果を「科学的」に証明するという準備が整いました。

検査の日

次に対象となる患者さんの選定です。ここ「中部療護センター」には常時、四十五人ほどの「遷延性意識障害」の患者さんが入院しています。それぞれに脳リハビリテーションを行なっていますが、刺激に対する反応は千差万別です。いかなる手段をもってしても意思疎通がまったくできない重症の患者さんから、簡単なコミュニケーションができるまでに回復してきている患者さんまで、多彩です。

今回のプロジェクトのために、これまでの音楽療法に対する反応をもとに三人の患者さんが候補にあがりました。一人は音楽療法に明らかな反応を示すOさん。もう一人は、曖昧ではあるが反応を示すTさん。そしてもう一人は、客観的な反応がまったく認められない青年でした。それが今回のプロジェクトの主人公である渡辺君です。

渡辺芳樹君（仮名）――。十九歳になる彼は、かわいらしい顔立ちのせいか年齢より少年のように見えます。渡辺君は高校二年生の夏休みに交通事故に巻き込まれてしまいました。スポーツの好きな渡辺君は、中学・高校とハンドボール部で活躍していました。その日も、いつものように自転車で学校に向かう途中、車にはねられて頭を強く打ってしまったのです。

救急車で近くの脳神経外科病院に搬送され、救急治療を受け、何とか一命は取りとめましたが、「遷延性意識障害」の状態が続きました。遷延性意識障害とは、いわゆる「植物状態」のことを言います。「植物状態」という言葉が医学的にも社会的にも適切さを欠くということから、現在は「遷延性意識障害」と呼ぶようになりましたが、この遷延性意識障害は、脳に損傷を受けてから外界の刺激に対してまったく反応を示すことができない状態、つまり「意識のない」状態が数ヵ月間持続していることを意味します。

こうした状態の中、渡辺君が中部療護センターに入院してきました。入院時には、客観的には「重症遷延性意識障害」と判断せざるを得ない状態にありました。

入院後も、渡辺君には脳神経外科手術や薬物治療、理学療法、嚥下療法を中心とした「五感刺激療法」が続けられました。しかし、なかなか病状の改善に変化が見られません。音楽療法も試みられましたが、意識の回復においては進捗がありませんでした。

このように、医師、看護師、理学療法士、言語聴覚士、そして音楽療法士といったスタッフが、さまざまな角度から五感への刺激を試みましたが、観察するかぎりにおいて、どの刺激に対しても明らかな反応は捉えられませんでした。

渡辺君は、頭や首、手足、そして体幹は動かすことはできませんが、「まぶた」を開くことはできます。しかし、私たちからの刺激に対する客観的な反応としての「開眼」は捉えられないのです。例えば、「目を閉じて、開けて」と問いかけても、反応はありません。また、私たちスタッフが目を閉じて、渡辺君に真似をしてもらおうと誘発しても、これらに「反応する」といった確証が得られなかったのです。

身体的には理学療法の効果もあって、硬くなっていた手足の関節の他動的な屈曲や伸展の角度の拡大が得られて、支えがあれば座る状態を維持することはできるようになっていました。

音楽療法は、「座る」という刺激も加味して、座位を保持することから始めました。しかし、その音楽療法の最中も、ときどき目を開けたり、閉じたりといったことはあるのですが、本当に音楽療法に反応しているのか分からない日々が続きました。偶発的な開眼としか捉えられなかったのです。

しかし、機能的ＭＲＩで光刺激と音刺激を試みた検査では、大脳の一次視覚領と一次聴覚領は反応を示しています。このことは、物理的な刺激としての光は脳に入る前に目が見えていない（両側の視神経などが損傷されている状態）のではなく、後頭葉までは届いていることを示していますし、物理的な刺激としての音も、耳が聞こえていない（両側の内耳が損傷されている状態）のではなく、側頭葉までは届いていることを示しています。

渡辺君の両親は、事故後、回復を願い、懸命に見守ってこられました。その経験から、「息子は本当は意識がないのではなく、自分なりに周りに反応を示しているのではないか」と考えておられました。

「分かってるぞ、コイツは」――。そう感じられる瞬間が何度もあったと言います。

実際にその様子をビデオで撮影しておられて、渡辺君が大好きだったカレーパンを顔に近づけると口をモグモグさせる仕草を示したシーンが残っています。

目を開く

二〇〇四年九月十四日。ついにその日が訪れました。渡辺君の車イスは、エレクトーンを弾く準備をしている音楽療法士と向き合う位置に固定されました。渡辺君は車イスに座り、全身がゆったりと固定されて、微動だにしません。

音楽療法士は、この日のために二つの曲を用意していました。ミスター・チルドレンの『Tomorrow never knows』とEvery Little Thingの『出逢った頃のように』

です。この二曲は、渡辺君が事故に遭う前から大好きだった曲で、よく口ずさんだり、携帯電話の着信音に選んでいた曲でした。

最初の曲は、ミスター・チルドレンの『Tomorrow never knows』です。

「♪　とどま～ることをしらない　ときのなかで～　いくつもの　うつり～ゆくまちなみを～」

いつもの音楽療法士の声です。演奏は続きます。私は目を見開いて、渡辺君を凝視していました。微小でも、反応らしきものを見落としてはならないからです。それは、この検査法においてもっとも重要なのは、「テクネシウムＥＣＤ」を投与するタイミングにあります。この薬は、投与してわずか数分の間の脳の状態を映し出すに過ぎません。投与の一瞬のタイミングが検査のすべてを左右してしまうのです。反応が認められない時に投与しても早過ぎて意味がありませんし、反応が落ち着いてしまった時に投与しても後の祭りなのです。

音楽療法士の『Tomorrow never knows』は続きます。私の緊張も絶頂に達しようとしたそのとき、渡辺君の「まぶた」がヒクヒクと動き出したのです。呼吸のパターンにも少し変化が現れてきました。

「今だ！」

私は薬の投与を決断しました。

薬が投与されてすぐに、演奏は二曲目の Every Little Thing の『出逢った頃のように』に変わりました。

「♪ マイラブ　フォーエヴァー　あなたと　であったころのよ〜に〜」

音楽療法士の歌声が、SPECT室の中に響きます。

そのときです。渡辺君の左の目が開いたのです。呼吸も大きくなっています。この反応は日ごろ渡辺君に関わっている人たちにとって、驚くべき反応でした。

反応はさらに大きくなり、ついには右の目も開いたのです。呼吸はさらに大きくなり、心拍数も多くなってきました。胸が揺れ始めています。もはや、誰の目にもその変化は明らかなものとなっていました。

胸が大きく波打つと同時に、車イスに固定されていた頭や手足が前後に大きく揺れ始めたのです。この反応に、見守っていた誰もが息を呑みました。

そのとき、音楽療法士にも大きな変化が現れました。エレクトーンは弾き続けているのですが、声が出ていないのです。どうしたのかと見ると、泣いているではありませんか。私にはそれが嗚咽のように思われました。

反応はさらに大きくなっていきます。これ以上からだが揺れると、首のすわりの悪い渡辺君には人の手による支えが必要となります。渡辺君のお母さんも心配そうな顔つきになってきました。これ以上、音楽療法を継続することは難しいかも知れません。

私は緊張しながら、ストップウオッチを見ました。薬剤を投与してからすでに五分以上経過しています。薬剤の性質上、これ以上の時間をかけても、脳の中の変化は測定にほとんど反映されないものと判断しました。

それを合図に、音楽療法は終了され、スタッフによるさまざまな身体チェックがなされました。しばらくして、増加していた心拍数、呼吸の状態もいつもの安静時の状態に落ち着きました。

「側頭葉」に変化

「薬剤の投与のタイミングとしてはまずまずだろう」

それが私の偽らざる心境でした。しかし、もし今回の検査で、それほどの脳血流量の変化がないという結果がでたらどうしよう――。そんな思いが一瞬、頭をよぎりました。

しかし、今回の検査で、脳血流量に変化が見られなかったとしても、一連の反応から、音楽療法が渡辺君の脳に届いていないと結論するのは早計であろう。ただ、ここまで大がかりな検査をして、結果が出なければ関係者の落胆は大きいであろう——。そんな思いを抱きながら、解析のため、ワークステーションに足を向けました。

解析用のワークステーションに入ってすぐに、今日の音楽療法中の脳血流量の情報と安静時の脳血流量の情報、そして渡辺君の脳の形を撮影したMＲＩの情報を入力する作業に取り掛かりました。次いで、情報の条件を整えるためにさまざまな計算や補正がなされた後に、安静時に比べて音楽療法の最中に統計学的に明らかに変化した脳血流量を示した領域が、渡辺君のMＲＩの画像上に重ね合わせられました。

計算が終わりました。

画像が表示されます。

色のついた脳血流量増加領域が飛び込んできました。

私の目は、「側頭葉」の変化に注がれています。

「うん、脳血流量はここ（側頭葉）で一番大きな変化を示している」

これは機能的MＲＩで、ＣＤで音楽を聞かせたときと同じ変化です。

「そのほかは？」

じっと目を凝らします。

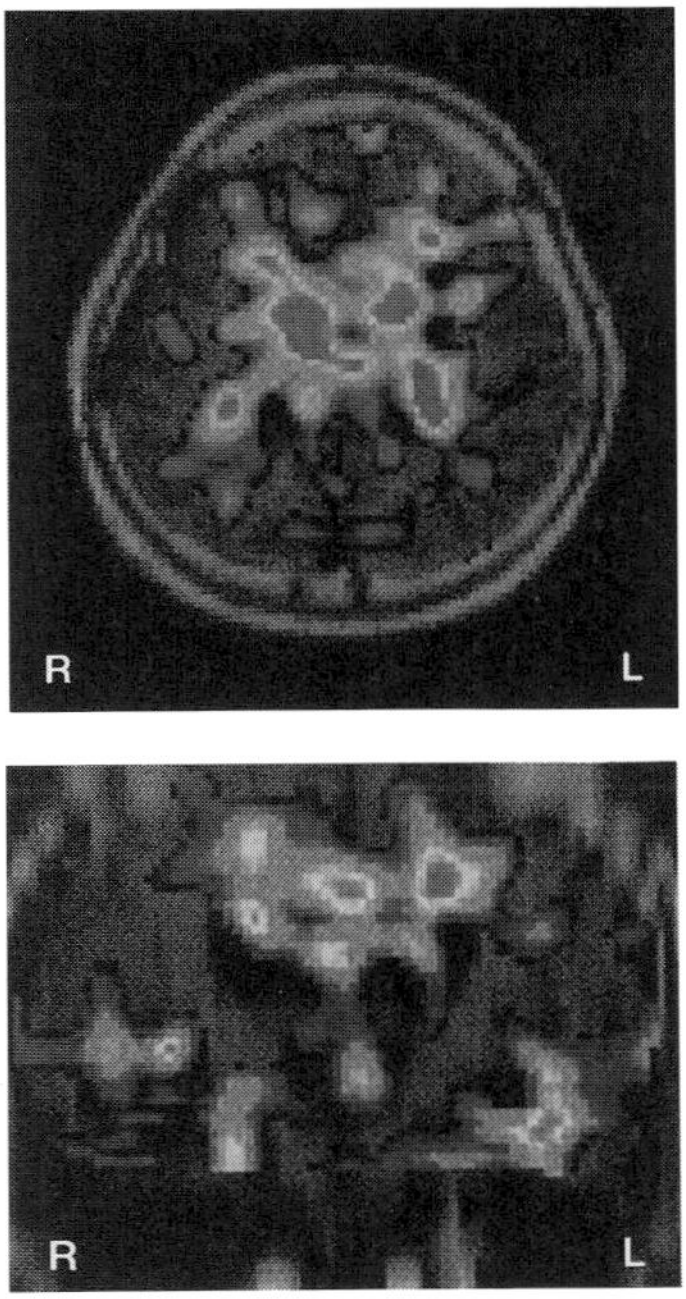

図１　SPECT の示す音楽療法によって脳血流量が増加した渡辺君の脳の部位。上の画像は脳の水平断面、下の画像は冠状断面（脳前部–後部間の縦断面）の活動状態を示す。白い輪郭で囲まれた部分が血流量が増加したことを示している。聴覚領のある側頭葉に加えて、帯状回にも明らかな血流量の変化が認められる。

すると、そのほかにも複数の脳血流量の増加領域が見つかりました。その中でも比較的大きな脳血流量の変化を示している前頭葉の「帯状回」に注目しました。今回の統計解析では、有意な脳血流量の増加領域として、両側の「前部帯状回」が示されていたのです（図1参照）。

脳に届いた音楽療法

「前部帯状回」は、感情や記憶を司る「大脳辺縁系」に属していて、「扁桃体」や「海馬」との密接なネットワークを形成し、心拍数や呼吸数などをコントロールする「自律神経系」にも直結しています。喜怒哀楽によって心拍数や血圧などが変化するのは、情動を司る大脳辺縁系が自律神経系に関係しているからなのです。

渡辺君は、顔の表情で喜怒哀楽を表すことはできません。そして、ときどき見られる心拍数や呼吸の変化も、痰がからんだり、むせたりすることによる反射的な変化で生じる可能性もあります。

しかし、今回の音楽療法によって帯状回の脳血流量が変化を示したのだとすれば、SPECT室で渡辺君が示した心拍数や呼吸の変化は、音楽療法によって大脳辺縁系が刺激を受け、情動の結果として、目を見開き、心拍数が上がるという自律神経の変化を認めたと解釈しても医学的には矛盾しません。

さらに、前部帯状回は感情だけでなく、注意や記憶などの高次脳機能、さらには意識の形成にも関与しています。人間が幸せな気持ちを感じるときには前部帯状回が活性化されて、前頭前野の働きが亢進してやる気が出たり、思考能力が増すことが分かっています。前部帯状回の脳血流量を増加させる刺激は、注意などの認知能力や意識の賦活に対する作用まで期待されるのです。

これらの結果から、渡辺君の脳の奥底では聴覚領のみならず、記憶や感情、そして自律神経の中枢にまで音楽が届いている――。その可能性を機能的SPECTははっきりと示していました。これまでも渡辺君の脳には音楽療法が届いていたに違いありません。ただ、その反応を我々が客観的に捉えることができなかっただけなのです。明日からの音楽療法もきっと渡辺君の脳と心に届くに違いありません。

大きな反響を呼ぶ

二〇〇四年一〇月、この様子がNHK教育テレビで放映されました。取材が終わってからこの年の暮れまで、ここ「中部療護センター」には再び静寂が戻り、平穏な日々が過ぎていきました。

ところが、翌年の二〇〇五年を迎えた頃から状況が一変しました。電話での問い合わせや施設見学の希望、新たな取材の申し込み、果ては講演依頼まで、さまざまな要望が殺到するようになってきたのです。

「私のところの施設には脳卒中で遷延性意識障害の状態の方がたくさん入院しているが、その患者さんに音楽療法を試してみたい」

「認知症のグループホームで本格的な音楽療法士によるセッションを検討したい」

といった医療関係者からの問い合わせから、

「音楽療法の効果を脳科学から検証する内容に興味を持った」

「音楽療法は今まで、心理学をベースにして語られてきたが、音楽療法に神経画像を用いるという方法は新鮮に感じた」

という音楽療法関係者まで、反響の大きさに私はとまどいと同時に、「今回のプロジェクトだけで終わらせてはいけない」という思いが強くなっていくのを感じていました。

第二章

認知音楽療法の実際

「認知機能の回復」を目指して

「中部療護センター」

岐阜県美濃加茂市にある「木沢記念病院中部療護センター」——。二〇〇〇年に「独立行政法人 自動車事故対策機構」によって設立された、脳外傷による「重度脳機能障害」のある患者さんが入院する病院です。その設立の趣旨は、「交通事故による遷延性意識障害を含めた重度脳機能障害の後遺症を認める者に対して専門性の高いリハビリや看護等の医学的療法を施して、社会復帰への可能性を追求することを目的とする」とされています。

現在、このセンターには意識障害も含め、認知機能障害の患者さん四十五人ほどが入院しています。これまで「脳には再生機能はないので損傷された脳機能は回復しない」というのが定説でした。そのため積極的な医療の介入がなされてきませんでした。この「おざなり」にされてきた領域に光を当てることを目的として設立されたのが、ここ「中部療護センター」なのです。

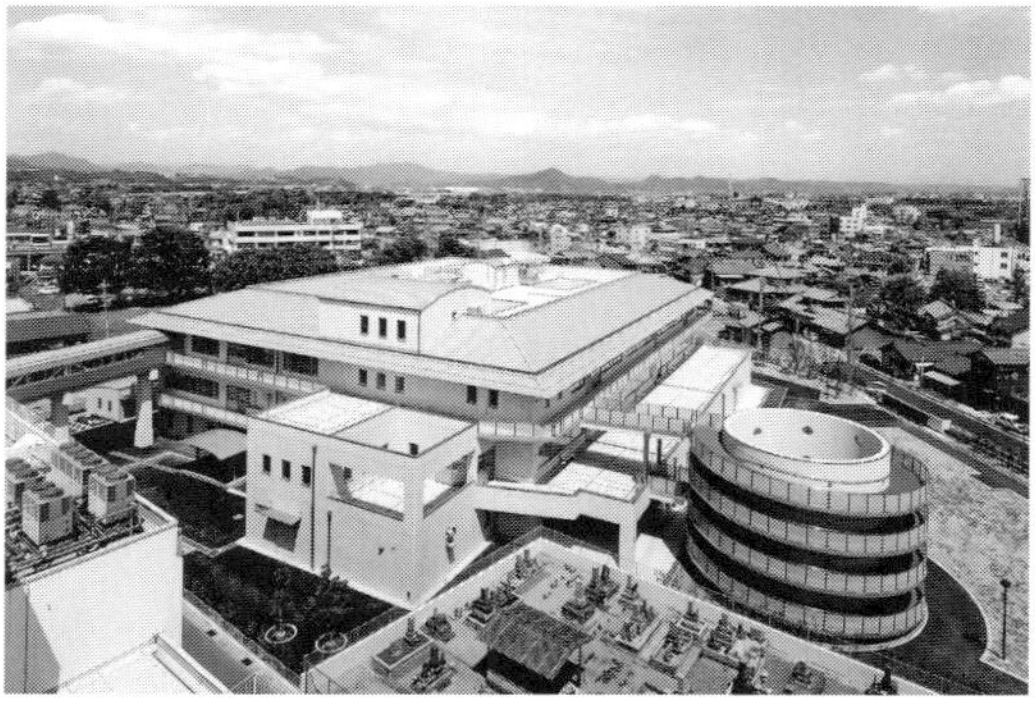

木沢記念病院中部療護センター

この中部療護センターの特徴は、脳神経外科医が中心になって「脳リハビリ」に取り組んでいる専門病院であるということです。その治療の目的は、外界の刺激に反応を示さない「認知機能障害」の患者さんに対してさまざまな「脳リハビリ療法」を施すことにより、意識や認知機能の回復を促すことにあります。

「脳の障害」にメスは無力

「遷延性意識障害」をはじめとする「脳の障害」に対して、脳神経外科医のメスは「無力」です。手術では、意識の回復どころか、脳機能障害による手足の運動障害（運動マヒ）を回復させることも不可能です。

脳神経外科手術の目的は、脳外傷にせよ、脳卒中にせよ、「脳を守ること＝脳の破壊を防ぐ」ことにあります。このことから言えば、脳神経外科医は「脳を守る」医者であって、「脳を治す」医者ではないのです。

私はこれまで脳神経外科医として、意識や認知能力が回復できない「高次脳機能障害」と呼ばれる障害に深くかかわってきました。「急性期」(救急医療)を扱う大学病院や脳神経外科病院では、救命はなされたものの意識の回復が期待できない「遷延性意識障害」や「認知障害」といった「高次脳機能障害」の事例が絶えず発生します。しかし、大学病院や脳神経外科病院は次から次と発生する救急患者を受け入れなければならず、生命の危機を乗り越えた高次脳機能障害の患者さんは、「リハビリ病院」に転院していただかざるを得ないのです。

別の言い方をすれば、脳神経外科医は脳機能障害の後遺症が回復しにくいことを知っているので、少しでも患者さんの脳が壊れないように救急で夜間でも手術をするのですが、反対に手術の対象ではなくなる。つまり手術が終われば、それは同時に脳神経外科的にはやるべきことは終わったということになり、脳神経外科医の目線は手術を必要とする別の患者さんに移ってしまうとも言えます。

「脳神経外科医療」の光と影

脳神経外科には、急性期の医療や手術といった切れ味のよい高度先進医療に光が当たる反面、影の分野が存在します。それは「脳リハビリ」の分野なのです。急性期に命は取りとめたが、生活に支障をきたす意識障害や認知障害といった後遺症、つまり「高次脳機能障害」を抱えた患者さんの「慢性期」の医療です。この分野は長い間、光の当たらない分野でした。

私も大学病院で脳神経外科医として働いていたときには、手術を中心とした急性期医療が専門でした。そのせいもあって、遷延性意識障害の患者さんとじっくりと向かい合う機会や時間が、あまりありませんでした。しかし、交通事故による高次脳機能障害の患者さんの治療を専門とするこの中部療護センターで働くようになって初めて、患者さんの「リハビリ」という厳しい現実に直面することになりました。

それは「高次脳機能障害」という後遺症に対し、手術や薬で治すことができないこと、「脳リハビリ」といっても目に見える成果が上げられるものではない、という現実です。

このセンターに赴任した日から、「自分は何ができるのだろうか」——。そんな自問自答の日々が続きました。しかし、その答えはセンターで働くスタッフが教えてくれました。彼らは仕事熱心で、患者さんと親しく交わり、患者さんを個人として愛し、敬意を払っていました。四十五例の遷延性意識障害ではなく、四十五人の「個人」として、そして「人間としての存在」として、患者さんと向き合っていたのでした。しかも、その態度は温かく、抽象的な医学的関心としてではなく、生き生きとした具体的な患者さんの家族も含めた人間関係を構築していました。

そのスタッフとは、看護師、看護助手、介護福祉士、理学療法士、作業療法士、言語聴覚士、放射線技師、臨床検査技師、薬剤師、医師、事務職の人たちであり、こうしたスタッフによるチーム医療が行なわれていたのです。そしてすでに、遷延性意識障害の患者さんの意識の回復に対して、かなりの成果を上げていました。

脳を意識した「五感刺激療法」

ここ中部療護センターでは、従来のリハビリテーションとは異なり、実施されるすべての「リハビリ」が脳に対する刺激を意識した治療が基本となっています。これを「五感刺激療法」と呼んでいます。通常「五感」とは、嗅覚・視覚・聴覚・味覚・触覚(位置覚や振動覚も含む)を指しますが、中部療護センターにおける「五感刺激療法」

は、この五感を単独に刺激するのではなく、複合的に刺激して、最終的には脳の「認知機能」に働きかけるのを目的としています。

従来のリハビリテーションは、脳や認知機能という中枢を意識する視点が乏しく、「身体のためのリハビリ」といえるものでした。従来の運動機能の回復を担う「運動療法」（運動マヒの回復を図る療法）を例にとっても、その理論はマッサージや関節可動域訓練、電気刺激など、再び身体を動かすための「動機づけ理論」がその拠りどころとなっていて、脳から切り離された「身体のみ」に長いあいだ視線が向いていました。ところが、近年になって、運動療法の世界においても「五感刺激療法」的な、脳機能を意識した視点が取り入れられ始めています。

一九八〇年代、カルロ・ペルフェッティ*によって「運動機能の回復には筋力増強などの身体を対象にした治療ではなく、脳の認知過程への学習による運動の認知制御機構を再組織化する治療が大切である」ことが明らかにされるに至って、今日では運動療法も「認知運動療法」へと進化しています。

* **カルロ・ペルフェッティ**……イタリアのリハビリテーション医で、近年のリハビリテーションの世界に新しい可能性をもたらす「認知運動療法」の基礎を確立した。

「座ろうくん」で位置覚を刺激

また、ここ中部療護センターでは、患者さんを寝かせきりの状態にせず、「座ろうくん」と呼ばれる用具（座位で姿勢を保持させる）で、一日のうちの数分間でも座ってもらうことにしています。こうすることによって、重力の変動などによって起きる「位置覚」と呼ばれる五感の一つの刺激を脳に伝えることができるからです。座る姿勢を維持することによって、寝たきりの状態とは違う重力が患者さんの首や体幹にかかってきます。この重力の違いが、筋肉の緊張の度合いや呼吸状態、さらには脳にも影響します。

さらに、座ることによって、寝たきりの状態とは異なった視界が開けます。それによって周囲の音世界の環境も変化します。この座位訓練も「五感刺激療法」の一つなのです。ベットサイドで行なう音楽聴取も、患者さんが寝たきりの状態の時と、「座ろうくん」に座って聴くのとでは、その効果は違ってきます。

「手作業」が脳を賦活

「人間は二本足で直立したため手が自由になり、手で道具を使うことによって脳が著しく発達した」

この言葉は、人間の進化における手と脳の関係を見事に表現しています。

手で道具を使って作業することで、脳を刺激するリハビリを「作業療法」といいます。作業療法は、「手作業が精神にも作用する」といった精神学的なアプローチを基本にして発達してきました。統合失調症のリハビリにも、作業療法が用いられています。

ここ中部療護センターでも、高次脳機能障害の患者さんの脳リハビリの一環として、「五感刺激療法」の一つに作業療法を取り入れています。これまでのデータから、「グッパ、グッパ」と手を「むすんでひらく」だけでも、手の「運動野*」に関わる脳の血流量が五〇%も増加することが分かっています。

「作業療法」における複雑な手作業は、患者さんの運動機能を向上させるだけではなく、その刺激は脳を賦活させ、記憶や認知機能の向上へと連動していきます。

＊　**運動野**……大脳皮質における随意運動に関係する中枢の分布領域。運動領。

「嚥下機能」を重視

「嚥下機能」は、呼吸機能と同じく生命活動の基本的な脳機能です。ここ中部療護センターで行なわれる言語聴覚士の嚥下訓練は、単にものを噛んだり、飲み込んだりするという練習だけでなく、脳の意識の中枢への刺激療法をも兼ねています。

当センターでは、まったくものを噛んだり飲み込んだりできない重症の患者さんに対しても、諦めずに嚥下訓練を施行します。その際、「嚥下造影」といって、ゼリーやペーストに造影剤を含ませて、X線による透視検査を行なっています。どのような経路、状態で食べ物が通過するのかを観察するためです。この透視検査の所見をもとに、言語聴覚士が安全で確実に患者さんに嚥下訓練を行なえるよう、食物の形態と与え方のコツをつかむのです。

ここまで「嚥下」にこだわるのは、「食べる」という行為を大切に考えているからです。「食べる」という行為は人間の基本であり、生きているという実感に直結しています。「味覚」や「嗅覚」はその最たるもので、他の療法ではそうした感覚を刺激することはできません。それに「喉ごし」という感触も重要です。当センターでは、お酒好きの方には好みに応じて「ウイスキー」や「焼酎」による嚥下療法なども施行しています。当然ながら、未成年の患者さんにはこの酒療法は適用されません。

「脳の可塑性」を利用

こうしたリハビリの目的の主眼は、人間のさまざまな機能を身体的なパーツ（部品）として捉えるのではなく、身体と脳を統合的に捉えることにあります。

このように中部療護センターで行なわれているリハビリテーションは、すべて患者さんの「脳の可塑性」を利用した、認知機能の回復に焦点を置いています。「脳の可塑性」とは、脳の形態が変化するのではなく、外界からの刺激によって脳が新しい働きをする——つまり、機能が変化する性質のことを意味します。「脳の可塑性」の原理についてはは後の章で詳述しますが、脳の本質は「脳の可塑性」にあります。私たちが運動にせよ、知識の習得にせよ、学習をするということはこの「脳の可塑性」を基盤にしているのです。また、脳損傷から回復するという現象も、「脳の可塑性」に依存しています。

中部療護センターでは、「五感刺激療法」を取り入れることで、知覚、注意、記憶、情動といった脳の認知過程を活性化することにより、患者さんが生活する上で少しでも快適となるような脳と身体の変化を期待しているのです。

「認知音楽療法」の試み

「脳科学」を基礎とした音楽療法

しかし、現在のところ、理論的にも経験的にも、人間の意識を含めた「認知障害」に確実に効果のある体系的な方法は確立されていません。理学療法にしても、作業療法にしても、この四〇年の歴史は経験で進んできた分野であり、基礎研究はいま始まったところなのです。

こうした状況にあって、脳科学を基礎とした、より理論的で、かつ実践的な方法で認知機能障害、意識障害の回復に働きかけるさらなる方法が求められていました。そこで注目されたのが「音楽療法」です。

中部療護センターではこれまでにも、高次脳機能障害の患者さんを対象とした音楽療法が行なわれていました。例えば、患者さんが事故に遭う前に好きだった曲をかけながら理学療法を施行したり、音響振動を応用した『ボディソニック』を利用して、音楽とともに全身に振動を与えるといった方法で音楽療法が行なわれていました。しかし、そうした一方的に音楽刺激を与える音楽療法では、脳科学の視点からみると限界があります。

一方的な音楽刺激は、コミュニケーションではありません。物理的な刺激を与える従来の一方通行のリハビリに過ぎません。それは患者さんの「出力」に対応していないからです。一方的な音楽刺激では、患者さんの認知機能に働きかけることはできません。

そこで考えられたのが、脳と身体（五感）を統合的に捉えた「音楽療法」――すなわち「脳科学」を基礎とした「認知音楽療法」だったのです。

「認知音楽療法」とは、要約すれば「認知機能がうまく働かなくなってしまった高次脳機能障害の患者さんに、音楽の複合的な刺激を用いて、眠っている機能を賦活させ、あるいは新たな脳内ネットワークを発達させて、認知機能の構築を図る療法」ということができます。

認知音楽療法では、そのターゲットにしているのは、あくまでも患者さんの脳の認知機能であり、患者さんの脳の神経機能の再建や再組織化などの機能回復のメカニズムに注目しています。

ある「音楽療法士」との出会い

私が岐阜大学医学部脳神経外科から、ここ中部療護センターに派遣されるのとほぼ同時期に、一人の音楽療法士がセンター専属の音楽療法士として働き始めました。この音楽療法士との出会いが、その後の私の音楽療法への道筋に大きく影響をおよぼすことになりました。

それは、この音楽療法士の行なう音楽療法を目の当たりにして、これまでの「医療の常識」を超越した、新たな可能性と息吹を感じたからです。以来、私は強く音楽療法の世界に引き込まれることになりました。そして今では、音楽療法が持つ従来の医療の枠を超えた未知なる可能性に大きな期待を持っています。そして、音楽療法の不思議な力の源を探求したい欲求に駆られています。

その音楽療法士こそが、第一章で渡辺芳樹君の音楽療法を担当した奥村由香さんその人でした。奇しくも私と同姓ですが、他人です。

奥村由香さんの音楽療法の技法は、「岐阜県音楽療法研究所」において認知機能障害をもつ子どもたちとのかかわりを基本に培われてきました。

小児の脳機能障害は、分娩期や新生児の外傷や感染などが原因で生じます。患児は座ったり、立ったりできないなどの運動機能の障害をもつ場合も多いのですが、それにとどまらず、外界の情報を受け入れて自分の中で統合して「認知」に至るネットワークの機能が悪いことが多く、自分の親からの働きかけであっても認識することができないといった問題が生じる場合もあるのです。

このような子どもたちに対して、由香さんは聴覚や視覚、触覚、振動覚などの感覚を音楽療法を通して複合的に活用しました。由香さんは自分が演奏する音楽という刺激に対する子どもの反応に「セラピスト」（療法士）としての自分が反応することで、音楽を介して大人と遊ぶことの楽しさを子どもの中に引き出したのです。そして、子どもに他者に対する「気づき」を形成させ、「コミュニケーション」の基礎を作ることを進めてきました。

この脳障害の子どもたちを「内」の世界から「外」の世界に解き放ってきた技法を応用して、ここ中部療護センターの「遷延性意識障害」の患者さんに導入を試み、大きな成果を上げています。

『奇跡の人』のシーンと重なる

奥村由香さんが「遷延性意識障害」の患者さんに音楽療法を施している姿を初めて

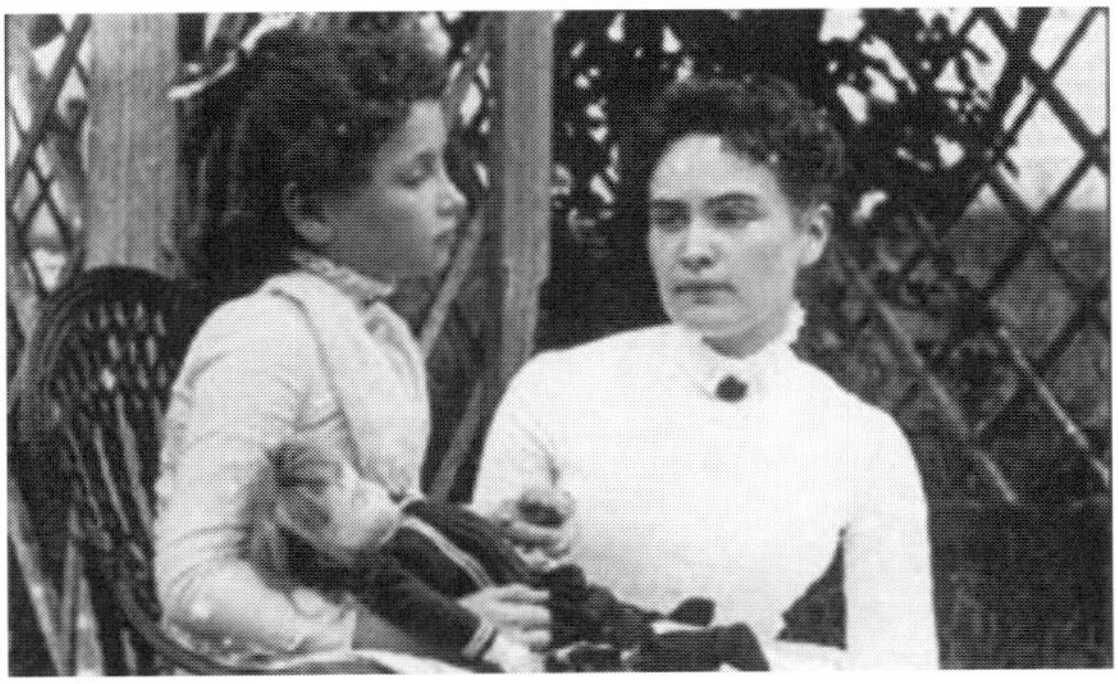

ヘレン・ケラーとアニー・サリバン先生
（NEW ENGLAND HISTORIC GENEALOGICAL SOCIETY IN BOSTON 所蔵）

見学したとき、私は不思議な感覚にとらわれていました。

「むかし、どこかでこれと同じものを見たことがあるぞ」

という「デジャブ」[*1]のような感覚が沸き上がったのです。

それは有名なヘレン・ケラー[*2]の生涯を描いたアメリカ映画『奇跡の人』のワンシーンでした。高次脳機能障害の患者さんがヘレン・ケラーに、そして音楽療法士の奥村由香さんがサリバン先生の姿に重なったのでした。

「見えない」「聞こえない」「話せない」という三重のハンディを背負ったヘレン・ケラーが、手汲ポンプから流れ出す躍動的な水が彼女の手に触れたときに示した反応をみたサリバン先生は、ヘレン・ケラーの手に触れる物質が「水」

という言語で表現されるものであるということを気づかせるために、もう一方の手を取って「water」と指で書いたというシーンが、私の頭のなかで音楽療法の情景と重なったのでした。

それは多分、人間の研ぎ澄まされた感性を感じ取る、あるいは五感を超越した何かを引き込む、そういう魅力にあふれたものに写ったことによるものだったと思います。

このサリバン先生の指導をきっかけにヘレン・ケラーは、その後、よく知られるように外界と自分自身とのかかわりに気づき、偉人とよばれる伝記の人に成長していきます。

＊1　**デジャブ**……それまでに一度も経験したことがないのに、かつて経験したことがあるように感じること。

＊2　**ヘレン・ケラー**……Helen Adams Keller。アメリカの女流教育者・社会福祉事業家・作家。一八八〇～一九六八。一歳七ケ月で盲聾唖となったが、六歳のときサリバン女史に読み書きを習い、のち大学を卒業。身体障害者の福祉改善、社会の責任自覚を訴え、「三重苦の聖女」として尊敬を集めた。日本にも一九三七、一九四八、一九五五年に来日、感銘を与えた。著書に『私の生涯』がある。

「認知音楽療法」の現場

四月のあるよく晴れた朝のことでした。ここ中部療護センターの三階にある病棟の廊下に、春の香りとともにギターの美しい音色が流れてきます。今日は、交通事故で脳に大きな障害を負い、寝たきりの状態にある鈴木信二さん（仮名）の音楽療法の日です。由香さんが音楽療法を始めた当初は、空間に響く生の音楽にこれまでにない戸惑いを感じていました。しかし、いつしか由香さんの音楽が始まると周りの人たちは、ここが病院であることを忘れてしまいそうになっていました。

病室に入ると、ちょうど由香さんが鈴木さんに「認知音楽療法」を施しているところでした。病室の中央に六〇度にギャジアップ（患者さんの頭側を高くして座るような姿勢）されたベットに鈴木さんが横たわっています。目を閉じていますが、カーテンからの陽光を受けて鈴木さんはおだやかな表情をしています。首を少し左側に曲げ、両腕を屈曲させて、握られた両手が喉の辺りに引き寄せられています。ちょうどそのところに救命救急の際に施された気管切開の跡があります。

今日の音楽療法は、由香さんと鈴木さんの一対一の個別療法です。

由香さんは鈴木さんを見つめながら、「音来《にらい》」で演奏を続けます。

「音来」はギターを小さくしたような弦楽器です。アーチストの「BEGIN」が沖縄の民族楽器の三線とギターの長所を取り入れて考案した新しい楽器で、「ニライカナイ」という沖縄地方に伝わる海の彼方の神々の集うユートピアに由来します。

由香さんは音楽療法のときに、よくこの軽い楽器を用います。というのは、「音来」は身体に障害を持つ人でも簡便に操作でき、和音なども高い質感の音楽表現が可能なのだそうです。

「すずきさん　リンダリンダだよ〜　この楽器で弾くよ〜」

そう言うと、由香さんは「音来」を鈴木さんの眼の前に差し出して、木製の胴をコンコンとたたきました。そして演奏が始まります。曲は鈴木さんの大好きだったブルーハーツの『リンダリンダ』です。

「♪どぶね〜ずみ〜」

由香さんの演奏と歌が室内に響きます。

「♪リンダ　リンダー」

曲のサビのところに差しかかったとき、音楽の高まりと呼びかけに反応するかのように鈴木さんのまぶたがしっかりと開いたのです。それを確かめるように由香さんは目を細めて鈴木さんに顔を近づけていきます。

曲の調子と歌唱の大きさが変わったとき、鈴木さんがゆっくりと右手を「音来」に伸ばしました。

由香さんは左手でコード（和音）を押さえたまま、右手を離して「音来」を鈴木さんのほうに近づけました。そして鈴木さんの右手をそっと取って弦に添えました。由香さんに導かれてその手が弦に触れたとき、はっきりと鈴木さんは微笑みました。

「認知音楽療法」の実際

眠っている「脳内のネットワーク」を活かす

脳外傷による「遷延性意識障害」の患者さんに対する音楽療法は、音楽を介する聴覚的な刺激にとどまらず、視覚・触覚・振動覚といった感覚の刺激を複合的に活用します。さらに、その患者さんの固有な音楽的な記憶や情動に照合するように音楽を用います。そして何よりも、音楽療法士が患者さんの刺激に対するわずかな反応を見極め、呼応して、刺激の種類や強弱を刻々と変化させて「コミュニケーション」を構築することに、その本質があります。

ここ中部療護センターの専属音楽療法士である奥村由香さんの「認知音楽療法」のメソッドは、「広範囲な脳損傷の患者さんでも脳内の音楽ネットワークはある程度は保たれている」という臨床的事実を基本にしています。それを前提に、患者さんに多彩な方法で音楽的な刺激を送り続けます。そして、それらの音楽的刺激に対して患者さんがどう反応するかを研ぎ澄まされた感覚で観察します。わずかな変化も見逃しません。どうしても反応が生じない場合は、また新たな音楽的な刺激を試みます。

わずかでも反応が認められたり、その反応が増幅されるようであれば、さらに反応を促すよう、同じ刺激を繰り返して提示したり、変化させていきます。このようにしていくと、ほんの少しずつではあっても、患者さんは深い眠りから目覚め始めていくのです。

回復にはプロセスが必要

遷延性意識障害の患者さんの回復において大切なことは、「ある特定の脳機能だけが回復してくることはない」ということです。まず、表情に変化が現れ、手や足が少し動かせるようになり、食べ物をうまく飲み込むことができるようになると、前後して眠っていた感情が呼び起こされ、笑ったり、怒ったりできるようになります。

そうしたプロセスを経て、さらに高度な認知機能の回復の兆しが現れてきます。これはさまざまな脳機能が、複合的・相乗的に少しずつ回復してくることを意味しています。

事例① 「深い意識の眠り」から目覚める

「意識の回復の見込みなし」

鈴木信二さん（前出）は、二十四歳の時に通勤途中に車にはねられて頭を強く打ってしまいました。会社に遅刻しそうになり、慌てていたために事故に巻き込まれてしまったのです。救急病院で脳神経外科手術を何度も受け、何とか一命は取りとめましたが、脳損傷の程度がひどく、一年を経過した後、医療機関で「意識の回復の見込みはない」との判断が下され、失意のなか、ご両親が中部療護センターの門をたたきました。

中部療護センターに入院した当時の鈴木さんは、いわゆる「植物症」という状態で、ときどき眼を開けたり閉じたりする以外は、まるで凍りついたように微動だにしない状態でした。顔の筋肉はすべて固縮していて表情を作ることもできず、また手足を含めすべての関節は屈曲したままこわばってしまっていました。

上半身と下半身は「く」の字のようにねじれたまま固定されていて、上肢は両脇が締まるように両側の上腕と肘が体幹の外側にくっつき、両側肘関節は大きく屈曲したまま固定されているため、両手は張り付くように前胸部に位置していました。その両手はジャンケンの「グー」の形で固まったまま、親指から小指までのすべての指を他動的に伸ばそうとしても一本として伸ばすことはできません。

下肢は、正座を横に崩した横座りのような形で固定されたままで、膝関節も強く屈曲しているため車イスに座らせることもできませんでした。

このように、鈴木さんは他動的な働きかけがなければ、一日中、この姿勢のまま凍りついていたのでした。

鈴木さんは、ときどきまぶたを開けたり閉じたりしますが、外界からの刺激に反応して開閉しているという根拠は何も得られません。触っても、痛みにも反応がなく、光などの視覚の情報や音などの聴覚の情報が届いているかどうかの判定も、通常の医学的な方法では困難でした。

こういう状態が続いていることを、慣習上、「完全植物症」と称してきました。鈴木さんの脳外傷の医学的な診断名は「びまん性軸索損傷」です。

私たちの脳機能は脳の中の神経細胞と神経細胞のつながり、いわゆる「ネットワーク」によって営まれています。そのネットワークを担う神経線維を「軸索」と呼びます。鈴木さんは頭を強く打った衝撃で広範囲の軸索が損傷し、脳のネットワークが機能しなくなってしまったのです。そのため、外界の刺激を受け入れることもできず、反応することも、手足を動かすことも、意思を伝えることもできなくなってしまったのです。

音楽療法のメソッド

そうした状況のなかで、鈴木さんの音楽療法が始まりました。しかしその前に、硬直した鈴木さんの筋肉と関節を何とかしなければなりません。そこでまず、スタッフたちによって全身温浴や関節可動域訓練などが施されました。温浴によって筋肉がほぐれ、関節の可動性が増して、他動的に関節を伸ばしやすくなるからです。こうした働きかけのなかで、音楽療法は行なわれます。

温浴のあと、再び鈴木さんはベットに移されます。準備が整いました。

由香さんが「オートハープ」を弾きながら、音楽療法の開幕を告げます。

「♪しんじさ～ん　これから　音楽やるよ～」

由香さんは始まりの歌を歌い終わると、今度はオートハープを鈴木さんの胸にあてがい、メロディをハミングしながらゆったりとしたテンポで弾きだしました。『オルゴールのワルツ』(ギロック=作曲)という三拍子の曲です。鈴木さんの顔に目をやると、とても穏やかな表情をしています。

オートハープは、その名の通りハープのような形をした弦楽器で、下方に付いているコード(和音)のボタンを押さえながら弾くと、雅《みやび》な、深い和音が響きます。こうしたハープなどの弦楽器から伝わる低周波の振動は、音源への気づきを促すだけでなく、硬直した全身の筋肉の緊張の軽減にも効果が期待できると言われています。

始まりの儀式が終わると、由香さんは次々と多彩な楽器を用いて、鈴木さんの反応を確かめていきます。由香さんの目的は、「認知」の初期段階として、音楽的な感覚が脳に届いているかどうか楽器を使って観察することにあるのです。

音刺激によって開眼反応や驚愕反射が起きるかどうか――。低周波領域のドラムや高周波領域のチャイムなど、周波数の違う音を使ったり、音の強さを自在に変化させながら、どんな小さな変化をも見逃さないよう、注意深く観察します。患者さんの感覚入力を観察するのです。

次いで、由香さんは「ひょうたん型」の楽器を取り出しました。「カリンバ」と呼ばれるアフリカの民族楽器に似た楽器で、細くて平たい金属板を親指で弾いて音を出すようになっています。手で持って鳴らすと、その小さな形からは想像できないほど、深い振動が手のひらに伝わってきます。

由香さんはその「ひょうたん型カリンバ」を、指がまっすぐに伸びない鈴木さんの手のひらに包むように持たせました。指先など手のひらの触覚は、他の皮膚に比べて感覚神経の受容体が密集していてとても敏感だからです。同じ振動でも、手のひらは手の甲で触るより振動が大きく伝わります。

「しんじさんの手のなかで鳴っているよ　感じる？」

カリンバを鳴らすと、鈴木さんは薄く目を開けましたが、しばらくするとまた眠りに入ってしまいました。

「感覚刺激」を連動

由香さんの感覚入力の観察は、聴覚や触覚（振動覚）だけでなく、「視覚」に対しても向けられます。今度は鈴木さんの視界に合わせて「ツリーチャイム」を持ち出しました。吊り下がった棒同士がぶつかると、美しい高音の音色が生み出されます。指で触れると波打つように動き、その様はまるでオーロラのようです。

由香さんは、このキラキラと光る「ツリーチャイム」を、鈴木さんが見えるよう、右から左に撫でるように鳴らしながら動かしました。これは音源の移動と光る物体の視覚的移動の連動効果をねらってのことでした。しかし、今日の鈴木さんの眼は宙を見つめたまま微動だにしません。

由香さんはさらにアプローチを試みます。だいぶ柔らかくなってきた鈴木さんの右腕に手を添えて、右手の人差し指を立たせました。手を添えていないと鈴木さんの腕はすぐに屈曲してしまうのです。

そして頼りなさそうに宙をさまよう人差し指を「ツリーチャイム」に誘導しました。鈴木さんの指が「ツリーチャイム」に触れたそのとき、金属棒が揺れ、

「チリリーン」

と澄んだ音色が響きました。なかなか幻想的な音です。

「いい音だね」

由香さんが呼びかけるように言いました。

ある日の由香さんは、「オーシャンドラム」を使いました。オーシャンドラムは、片面が透明になっており、対面の内側に深い海の色に熱帯魚の絵が描かれていて、その

間に銀色のビーズが入っている楽器です。直径四〇センチ、厚さ六センチほどの平べったいドラムで、ゆっくり動かすと、中のビーズが動いて波のような音が出ます。動かし方によって、ビーズは群れになって一方向に動いたり、あるいは散らばったりと、絵の中を動く様は際立っています。

またある日は、円錐状のインドネシアの民族楽器を持ち出しました。この楽器の正式な名前は分かりませんが、アフリカの民族楽器「ジャンベ」という太鼓に似た、それを一回り小さくしたような太鼓です。

「しんじさん　これ変わったかたちの太鼓だね」

由香さんは、「ジャンベ」を鈴木さんの顔に近づけました。

たたくと「ドーン」と低い音が響きわたります。

「しんじさん　この音好きですか　しんじさんもたたいてみる?」

そう言って、由香さんは鈴木さんを促します。この一連の技法は、鈴木さんの反応の観察とともに、療法につながる「ある意味」が込められています。それは、聴覚的な刺激に視覚的刺激と触覚的刺激を連動させることで、鈴木さんに自分の外に存在するものに対する「気づき」を促しているのです。

しかし、鈴木さんには、これといった反応はみられません。

音楽刺激に両側の側頭葉が反応

鈴木さんが中部療護センターに入院してから二ヵ月が過ぎた頃、医療スタッフによる第一回の「合同カンファレンス」が開かれました。この合同カンファレンスには、医師、看護師、理学療法士、作業療法士、言語聴覚士、そして音楽療法士の奥村由香さんが参加して、鈴木さんの入院後の初期評価と今後の方針が検討されました。

機能的MRIの結果からは、鈴木さんは意識はないものの、光刺激に対して右の後頭葉は反応を示していること、音楽刺激によって両側の側頭葉が反応していること、そして右手の触覚刺激により左頭頂葉が反応することが示されました。

また、「誘発脳波」の結果から、物理的な光刺激や音刺激は脳に届いていること、左前頭葉の電気刺激により右手が反応することなどが明らかになりました。さらに理学療法士からは、左視野からの刺激や右半身への刺激には微妙な表情の変化が見られるようになったことが確認されました。

このカンファレンスの結論を踏まえて、鈴木さんへのさまざまな楽器を使った詳細な観察と刺激がさらに続けられました。

ついに眼が動いた

そして、さらに二ヵ月が過ぎた頃、鈴木さんに大きな変化が現れました。これまで微動だにしなかった鈴木さんの眼が、ついに動き始めたのです！

それは「レインスティック」を使ってセッションをしていたときのことです。透明なアクリルの筒の中にカラフルな色のついたビーズが流れるように動くこの楽器を上下に揺らして、「ザーザー」と音を出しながら鈴木さんの左側の視界で動かしたとき、鈴木さんの眼が「レインスティック」を追ったのです。「追視」と呼ばれる現象が起こったのでした。「追視」は、外界の対象物に対して注意が向けられていることを客観的に示す現象の第一歩です。

それは由香さんの試みが報われた瞬間でもありました。音源の移動と物体の視覚的移動の連動効果をねらった由香さんのアプローチが、見事に報われたのです。これを突破口として、由香さんのアプローチは新たなステップへと進められました。

その後も、鈴木さんはいろいろな楽器を追視するようになり、今では果物の形をした「フルーツシェーカー」を口元に持っていくと口を開けるしぐさが見られるようにまで進展しています。

ＰＥＴによる検査でも鈴木さんは著しい回復を示しています（図2参照）。

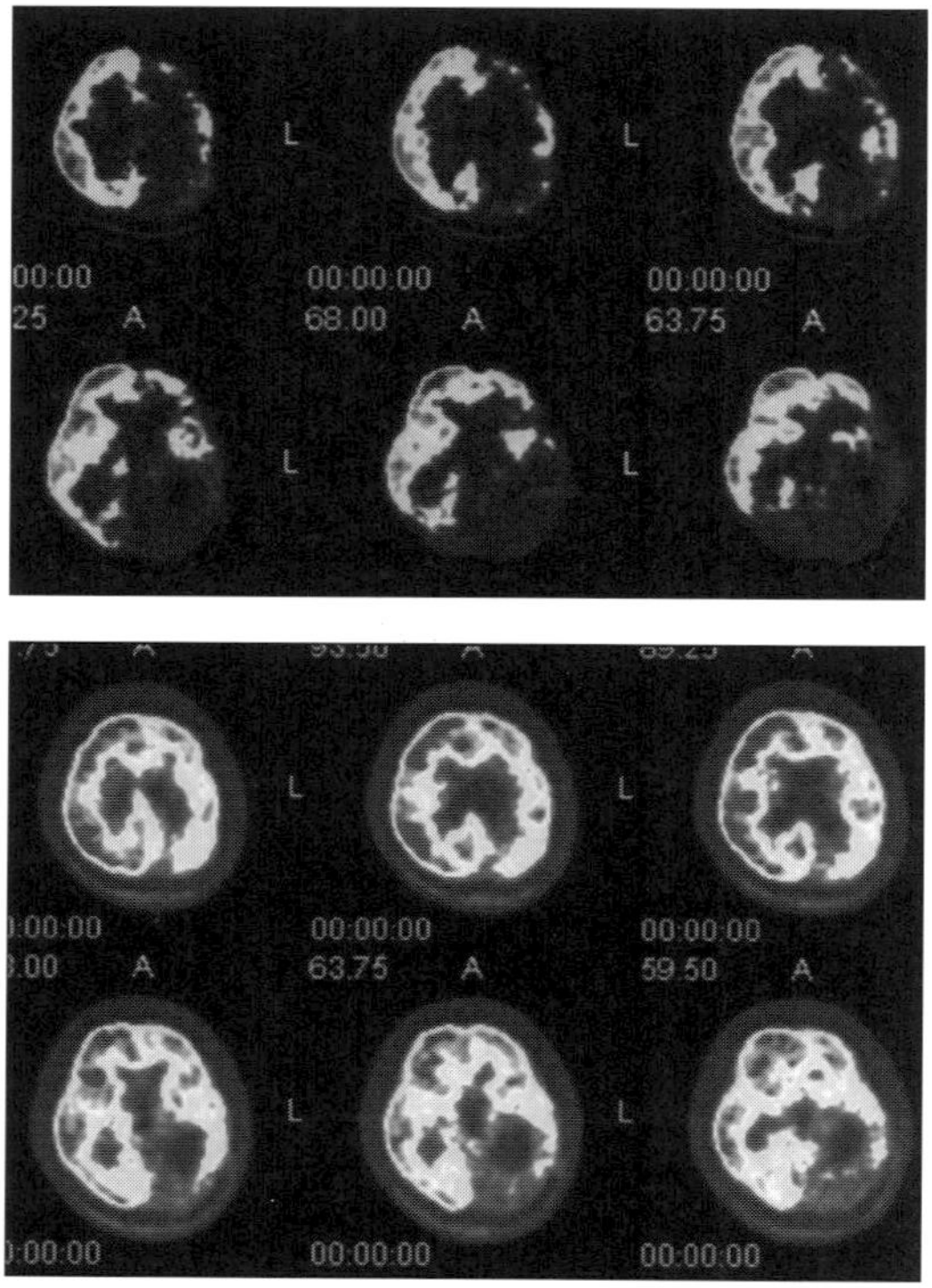

図２　「PET」画像が示す音楽療法による鈴木さんの脳機能の回復の状況。入院時（上)と比較すると追視が確認されるようになった時期（下）では糖代謝の低下が軽減している。これは脳機能が回復していることを示している。

事例②「暗闇の世界」を切り拓く

「回復は絶望的」

児玉朝男さん（仮名）は、高速道路で車を運転中、衝突事故に遭いました。車は大破し、シートベルトをしていなかった児玉さんは、頭からフロントガラスを突き破り、車外に放り出されてしまったのでした。救急病院に運び込まれ、左大脳を中心とした脳挫傷に対して緊急手術が行なわれたのですが、その時すでに「脳ヘルニア」（頭蓋内の圧力が上がり、脳の広範囲に損傷が及ぶ兆候）を起こしている状態でした。何とか命は取りとめましたが、ＭＲＩの検査の結果、左の脳の広い範囲と両方の後頭葉はほとんど機能を失っている状態と判断されました。

事故から一年後、児玉さんはここ中部療護センターに転院してきました。入院時の児玉さんは、ときどき開眼したり、左の手足を無目的に動かしたりしますが、外からの刺激に対しては意味のある反応を示している様子は認められませんでした。

当センターでもＰＥＴや脳波検査が行なわれましたが、物を認識する「視機能」や言葉を理解したり話したりする「言語機能」の回復は絶望的であるという結果が出されました。刺激に対してかろうじて目が開いたり、手を動かしたりしても、それが本人の認識を伴わない反射のようなものであれば、医学的には「植物状態」と見なされてしまうのです。入院当初の児玉さんは、まさにそういう状態でした。

音楽を「気づき」の手段に

そうしたなかで、奥村由香さんによる音楽療法が始められました。

由香さんの観察から、児玉さんは視覚的な刺激に対しては反応がないものの、音刺激に対しては眼を開けたり（眼で見る視覚機能と眼を開く機能は別の脳機能です）、表情にも微かに変化が見られることが分かりました。「タンバリン」や「フルーツマラカス」を上下左右に動かすと、音がする方向に視線を向ける「音源定位反応」も見られるというのです。

「物理的な音刺激に対しては認識がある」――。この由香さんの観察は、「音に聴覚領は反応している」という機能的ＭＲＩの結果とも一致していました。

この評価をもとに、次の目標が立てられました。それは「気づき」を取り戻すことです。児玉さんは「言語中枢」に著しい損傷を負っています。したがって、言語による理解は非常に困難な状況にあります。今の児玉さんにとっては、「おはよう」「こんにちは」という挨拶の言葉も、タンバリンやカスタネットといった楽器の音も、それほど大差なく認識されている、いわば重度の「失語症」の状態と考えられました。
そこで由香さんは、「気づき」の手段を言語ではなく、児玉さんにとって意味のある音刺激、すなわち「音楽」に求めることにしました。

「J-pop」に反応

早速、由香さんは、児玉さんが事故に遭う前に好んで愛した音楽の情報収集に取り掛かりました。ご両親にはCD（コンパクト・ディスク）をもってきていただき、友人には元気だった頃の様子を聴き取りながら、児玉さんの音楽のルーツをひも解いていきました。

その結果、児玉さんが愛し好んだ音楽は「J-pop」と呼ばれるジャンルであることが分かりました。なかでも、「19」（ジューク）の『あの紙ヒコーキ　くもり空わって』や「HY」（エイチワイ）の『AM 11:00』、「ZONE」（ゾーン）の『Secret Base～君がくれたもの』がとくにお気に入りでした。

実際、由香さんがこれらの曲をギターで弾き歌いをすると、児玉さんの眼は見開き、眼球が真ん中の位置で固定されるのです。その様子はまるで、曲に聴き入っているかのようなのです。

有名な童謡や事故に遭遇する前に流行っていた曲も試みましたが、反応はいまひとつでした。和太鼓やジャンベ、シンバル、ツリーチャイムといった打楽器の演奏も試みましたが、児玉さんは一時的に眼を開けるだけで、すぐに眼を閉じてしまいます。たとえ眼を開けても眼球は定まらず、宙を彷徨うばかりです。

さまざまなジャンルの音楽を試みましたが、やはり「J-pop」の音楽の時の反応が一番良いのです。こうした観察の結果から、児玉さんには音楽の嗜好性が残存していて、今まさにそれが蘇ろうとしている——。そう私たちは判断しました。

聴取の方法で反応が異なる

さらに音楽療法を試みていく過程で、児玉さんの音楽に対する反応が、同じ曲でも聴取の方法によって異なることも分かりました。

ここ中部療護センターの音楽療法室は、音響システムが整っていて、CDでもかなりの上質なサウンドが得られるようになっています。そこで、この音響システムを使ってCDによる「J-pop」の聴取を試みることにしました。しかし、CDから流れる「J-pop」では、児玉さんはすぐに眼を閉じてしまい、しばらくすると何事もなかったように無反応な闇の世界へと戻ってしまうのです。由香さんがギターで弾き歌いする時の反応とは明らかに違います。

由香さんの音楽療法は、患者さんの反応――開眼状況や表情を見ながら、それに呼応して曲に強弱をつけたり、テンポに変化をもたせたり、またあるときは曲のサビの部分を繰り返すなどして、その場その時々で自在に展開していきます。このやり取りが、ＣＤにはないインパクトを生むのです。ＣＤの一方通行的な感覚刺激の音楽とは違い、自在に変化していく由香さんのギターの弾き歌いは、児玉さんとの間に根源的・原初的とも言えるコミュニケーションを成立させ、その交流がインパクトのある効果をもたらすのです。実際、由香さんのギター演奏に触れると、児玉さんの開眼時間はより持続し、視線が定まりやすくなるのです。

こうした観察の結果から、児玉さんは音楽を「認知」している可能性が十分に高いと判断されました。

そこで、次のステップとして、能動的な音楽療法のプログラムが立てられました。それは、児玉さんがギターを聴くだけなく、弾くこともできるように導くという目標です。

残存していた「運動」の随意性

中部療護センターに入院して数ヵ月がたった頃になると、総合的なリハビリと髄液シャント手術などの施行によって、児玉さんの覚醒状態は次第に好転していきました。また、入院時から動いた「左手」も、少しずつ意味のある動きを取り戻していくかのようにも見えました。それは、介護者が児玉さんの身体をくすぐったときのことです。「止めて！」と言わんばかりに児玉さんの手が、介護者の手をつかもうとするかのように左手で空間を探るような動作が見られたのです。

また、この頃になると、自分の身体を掻いたりする動作も頻繁に目撃されるようになりました。しかし、そうした手の動きはまだ単に不快な刺激に反応しているだけで、人との関わりを持とうとするような意志的な動作ではありません。実際、コミュニケーションを図ろうと握手を求めて手を強く握っても、握り返すようなことはまったくなく、ただだらんと弛緩しているだけなのです。

そんな状態の児玉さんに、由香さんは粘り強く接しました。

「彼には音楽に対する認識が十分にある。そして左手は運動の随意性が残存している。彼はギターを聴くだけでなく弾くこともできるはずだ」――。由香さんにはこれまでの臨床経験からくる確信のようなものがありました。

この信念のもと、音楽療法は続けられました。

楽器の「振動」で意識の覚醒を促す

由香さんの試みは聴覚だけでなく、児玉さんの振動覚にも向けられていきます。手や身体に楽器を直接触れさせて、その振動を情報として伝え、意識の覚醒を促すためです。

その日、由香さんは弾き歌いを始める前に、だらんと弛緩した児玉さんの左手を取ってギターに触れさせました。光を失って真っ暗な世界にいる児玉さんに、ギターの形状と質感、そして弦の響きを伝えるためです。それからいつものように、由香さんのギターの演奏による弾き歌いが始まりました。

しかも、今日からは聴くだけでなく、弾くことを念頭に入れた音楽療法のプログラムが組まれています。演奏の合間に、直接ギターの弦に触れてもらい、由香さんが弾いた後、児玉さんになぞるように弾いてもらおうというものです。

しかし、何度挑戦しても児玉さんの左手は弛緩したままで、由香さんの添え木がなくなるとまったく動かなくなってしまうのです。そんな音のない時間が過ぎていきました。

その間、ほかにも太鼓のバチを使って、児玉さんの好きな「Def Tech」の『MY WAY』のリズムに合わせてたたくことも試みたのですが、結果は同じでした。添え木を失った児玉さんの左手は、再び凍りついたように動かなくなってしまうのです。

そんな状態が数ヵ月続きました。

ついに指が動いた

五ヵ月後、不意にその時は訪れました。その日も、いつもと同じように、ギターを使った能動的音楽療法の活動を行なっていたときのことでした。由香さんが児玉さんの左手を取ってギターに添えながら、「HY」の『AM 11:00』の曲をつま弾いて彼の反応を待っていたときのことです。

「♪ 窓から〜　見下ろす　街並みは〜」

のフレーズのところにきたとき、突然、児玉さんの左手の指に意志が宿ったように、弦を「ポロン」とつま弾いたのです。

あまりの劇的な出来事に、由香さんは天にも飛び上がる気持ちになりました。

「すごいね、あさおさん」

この三日後の音楽療法に、私も立ち会わせてもらいました。三分ほどの働きかけをした後、児玉さんが再びギターをつま弾いたのです。

「明らかに再現性がある」——。由香さんも同じ感想でした。

この日を境に、児玉さんの音楽活動は広がりをみせていきました。楽器演奏の誘導時間が短くなっても指は動き始めるようになり、ギターを弾く指の力の入れ方の調整も上手になっていきました。さらに、ギター以外でも、バチを持って和太鼓を叩いたり、鈴やマラカスを振ったりという活動も可能になってきました。児玉さんは楽器の種類によって手の操作を変えることもできるようになってきたのです。

しかし、児玉さんの楽器演奏には、始まりはあっても、終わりがないのです。しかも、音楽のテンポに合わせることができません。ちょうど、子どもが楽器をオモチャにして、いつまでも音を出し続けている状態と同じなのです。

「このままでは、彼が音楽を認知して演奏しているというには説得力に欠けます。道具に対する条件反射だと言われても仕方ありません。私はこの活動を何とか児玉さんとのコミュニケーションに結びつけたいのです」——。それが由香さんの偽らざる心境でした。

「彼は言葉も光も失っているかもしれません。しかし、音楽を通じてなら彼を闇から救い出すことが必ずできるはずです。私は、音楽を通じて彼とコミュニケーションがしたいのです」――。この強い信念のもと、由香さんの音楽療法は進められました。

音楽のセッションが「会話」

由香さんは、次の段階の療法の中心となる楽器をギターから「キーボード」に切り替えました。理由は、これまでの音楽療法の過程から、児玉さんには音楽の嗜好性が認められ、おそらくメロディの弁別能力がある――。つまり、音の高さの識別が可能であろうと考えられたからです。さらに、児玉さんの左手の運動能力と触覚・位置覚の回復が著しいこともありました。その点、キーボードは違う音程を出すには鍵盤を弾いていけばよいので、触覚・位置覚・音程が頼りの児玉さんにとっては、有利な楽器であると考えたからです。

最初の曲として「かえるの歌」が選ばれました。この「かえるの歌」は、となりの鍵盤を弾いていけばよいので、児玉さんにとって「運指」（指の運び）がしやすいからです。

始めに、由香さんが「かえるの歌」のメロディを弾いて聞かせます。次に、児玉さんの左手を導いてキーボードの鍵盤に乗せ、その手の上に由香さんの手が覆いかぶさるようにして、他動的に五指を動かして弾いていきます。そして最後に、メロディをつつきます。

「ド・レ・ミ・ファ」と短く区切って聴かせ、動かして欲しい指を「ツンツン」と軽く

「弾いてみて」

という合図です。こうして意志を身体に伝えて反応を待つのです。反応がなければ、再び他動的に五指を動かして演奏させる――。その繰り返しを、来る日も来る日も行なったのです。

セッションが繰り返されるにつれ、指示しても容易に動かなかった指に、少しずつ力が入るようになってきました。由香さんが「♪ドレミファ」と弾いて、いつものように「ツンツン」と合図を伝えます。それに応えるように児玉さんの指が申し訳なさそうに動いて、「♪ド･･レ･･ミ」と続きます。

それでも由香さんは励まし続けます。

「すごいね、あさおさん。もう少しだね」

そして八月のある暑い日。その日も「かえるの歌」でセッションは始まりました。いつものように由香さんが「♪ドレミファ」と弾いた後のことです。児玉さんがこれまでのような一指ずつへの指示がなくても、手の甲にツンと合図をしただけで、「♪ドレミファ」と弾いたのです。しかも、弾き終わった後も余分な音を出すこともあり

ません。まるで次のメロディを待っているかのようなのです。

この反応に目を奪われながら、由香さんは「♪ミレド」と続けました。すると児玉さんは「♪ミレド」と弾いて返します。その様子はまるで「会話」しているかのようです。

「このとき初めて音楽を通じて児玉さんと会話ができた」――。それが由香さんの実感でした。

さらに由香さんと児玉さんのコミュニケーションは続きます。

「かえるの歌」の途中に「♪ドドレレミミファファ」と二回ずつ音が続くところがあるのですが、ここでも児玉さんは正確に鍵盤を二回ずつ叩いたのです。これはもはや偶然ではありません。ここまでの観察の結果から、児玉さんは「音の高さも配列も、パターンも弁別できている」ことが確認されました。

「かえるの歌」をクリアした児玉さんは、その後も「ジングルベル」「きらきら星」と次々と提示された曲に挑戦し、少しずつ弾けるようになっていきました。

児玉さんが取り戻したのは、メロディや楽器演奏だけではありません。音楽を通して自分に働きかけてくれる他者がいて、その他者に自分も合図を示すことができるという、人間の「コミュニケーション」そのものを取り戻したのです。

音楽の「認知」を日常生活に活かす

脳の損傷によって光と言葉の世界を失ってしまった児玉さん――。しかし、児玉さんの脳にはメロディの記憶、そして何より音楽を楽しむ心が残されていました。それが由香さんの音楽療法によって、脳の片隅に眠っていた音楽的経験や記憶が呼び覚まされ、外界とのつながり――すなわち「認知機能」の原点を取り戻すことに成功したのです。もはや彼は植物状態から脱したと言えるでしょう。

しかし、いまの児玉さんはまだ由香さんと二人きりの世界、音楽を介しての意思の疎通がなされる世界にいます。音楽を介して由香さん（セラピスト）の働きかけがあれば目的のある行動を取ることができても、自分から働きかけることはありません。すべてが受身なのです。

そこで由香さんは次のステップとして、これまでの音楽療法によって取り戻した認知機能を日常生活に発展させていく――すなわち、「主体性を持って環境や人に接して行って欲しい」という願いから、「ＭＤ（ミニディスク）デッキに二者択一で、聴きたいほうの音楽ＭＤを選んで入れる」という具体的な目標を立てました。

この「二者択一」という行為には、自分の好きなことを自ら決定（自己決定）する過程と、その意志を人に表示するという過程が含まれています。そして、自己決定したものを他者と一緒に聴くという意義もあります。児玉さんに、自分の気持ち（意思）が相手に伝わることを体験的に理解してもらいたいのです。このやりとりが定着すれば、日常の場面で好きなものと嫌いなものを提示したら、好きなほうを選ぼうとしたり、自分から合図を発信したりしてくれる可能性があります。

さっそく二人は「ＭＤデッキに二者択一で、聴きたいほうの音楽ＭＤを選んで入れる」という課題に取り組み始めました。好きな音楽を聴くためには、まずＭＤデッキにＭＤを入れられるようにならなければなりません。しかし、この「ＭＤをＭＤデッキに入れる」という我々健常者にとって何でもない行為も、児玉さんにとっては艱難辛苦なことなのです。それを共にする格闘の日々が始まりました。

児玉さんはＭＤを把持（手にしっかりと握る）することすらできません。そこでまず、児玉さんの手を取って他動的にデッキの本体やＭＤをよく触ってもらい、ＭＤを把持してもらいます。次いで、ＭＤをデッキの挿入口に押し込んでもらい、スタートボタンを押してもらって、ＭＤの音楽を聴く。このとき、音が出ているスピーカーにも触ってもらいます。

二人はこの繰り返しを何度も何度も行ないました。最近では、他の楽器類と同じように少しずつ握る手にも力が入るようになり、今ではＭＤを拇指（親指）と示指（人差し指）でつまんで、デッキの挿入口に押し込めるようにまでなってきています。

「この行為が定着したら……」――。

由香さんはいま、活動の本質である「ＭＤを選ぶ」というステージへのタイミングを見計らっています。

事例③「外の世界」へ導く

友だちも両親も認識できず

井上徹君（仮名）は七歳の時に、自動車にはねられてしまいました。学校から帰ってきて公園で友だちと遊んでいた井上君は、ボールを追いかけるのに夢中になり、道路に飛び出してしまったのです。

「急性硬膜下出血」でした。緊急手術が施されて、何とか一命は取りとめ、受傷から三ヵ月してから小児病院に転院しました。この時の井上君は、開眼して目でモノを追うことはできますが、見舞いに来てくれた友だちの顔を認識できている様子は見受けられず、笑うこともできない状態でした。

受傷から半年が過ぎた頃、井上君はここ中部療護センターに転院してきました。

センター入院時の井上君は、キラキラと光る「ツリーチャイム」を目の前にかざすとそれをじっと見つめ、移動させるとその動きを眼で追ったり、楽器の音がする方向にゆっくり頭を向けたりと、光や音に対する反応は認められました。さらには、こういった感覚や「揺れ」などの刺激が加わったときに、かすかに「微笑む」ような表情の変化も時折観察されました。

しかし、大好きだった両親の顔を見ても、大好きだったアニメの歌を聴いても、表情に変化は見られません。井上君は、目に見えているもの、耳に聞こえるものに対する「認知機能」が大きく障害されているようなのです。また、外界の変化に対して合理的な反応を示すことはあっても、「コミュニケーション」を取ることはできません。

「感覚遊び」のセッション

井上君に対する由香さんの初期評価は、「感覚がバラバラに使われている」ということでした。実際、楽器を鳴らすと音のする方向を向いて、手を伸ばして楽器の音を出そうと動かすのですが、視線はその手元をまったく見ていないのです。また、目の前で由香さんの歌声を聴いて微笑んでいるのに、なかなか目が合いません。たとえ目が合っても、微笑むことはありません。

このように、井上君は耳や目といった感覚と手などの運動がバラバラに機能していて、協調して働いていないのです。時折見せる「笑顔」も反射的なもので、愛着表現やコミュニケーションとして人に向けられたものではありません。

音楽療法では、楽器やからだの動きを使って感覚と運動の協調性を高めること、井上君が「快」と感じるような「感覚遊び」を通して人とかかわることが「楽しい」という経験をさせながら、コミュニケーションを構築していくという目標が立てられました。

由香さんは「感覚遊び」のセッションに、「揺れ遊び」を取り入れることを考えました。井上君では鈴木さんのときのような「座ろうくん」を使うのではなく、介助者が「座ろうくん」の代わりになって後ろから井上君を包み込むように抱っこをして座らせるようにします。「揺れ」の動きを使って、音楽と連動した「遊び」をするためです。ここでは介助者の両腕が「座ろうくん」の手すりのような役割になります。

「♪とおるくん　あそぼう〜」

由香さんは始まりの歌を歌った後、目の前に差し出した「オートハープ」にそっと井上君の手を触れさせせました。すると、宙を舞っていた井上君の視線がほんの一瞬、手元のあたりに引き寄せられました。しかし、視線はすぐに外れて再び宙を舞います。

由香さんは、音・形や色・触感の違うさまざまな楽器を使って、同じような働きかけを何度も繰り返します。

「♪どんぶらこ　どんぶらこ　おふねがゆれる〜」

今度は、三拍子のゆったりとした曲をキーボードで演奏しながら歌い始めました。それに合わせて介助者は井上君の身体を左右に揺らします。この曲は、由香さんがこの活動のために作ったものです。

この「揺れ遊び」の活動は、重心が移動する感覚を体験させ、バランスを取ったり、身体を支えるために手足を使うことを体験させるのがねらいで、音楽はそうした感覚を増幅させるサポート役を担っています。

「揺れ」の生理的感覚を応用

しかし、井上君は「左右」に大きく揺らされ、不安定な姿勢で止められても、手足を使って踏ん張ることもなく、なされるがままです。表情も変わりません。井上君は環境の変化に合わせてうまくからだを使うことができないのです。ましてこれが遊びであることも、自分への働きかけであることも、まったく気がついていないかのように無関心な表情をしています。

「♪おうまはみんな　パッパカはしる～」

由香さんは、音楽を軽快な二拍子のリズムに切り替えました。縦乗りの揺れにするためです。介助者は井上君の脇に手を当てて、彼の両手を「上下」に揺らし始めました。

私たちは赤ちゃんを眠らせるときは横に揺らし、あやすときは縦に揺らすと効果的であることを経験的に知っています。縦（上下）の揺れは興奮系に働き、感覚器官の統合的な発達が十分でない子どもたちはこの縦揺れを「喜ぶ」ことが多いのです。

由香さんは、この「揺れを喜ぶ」という生理的感覚を使って、「遊ぶ」ことを意識したものに切り替えたのでした。

由香さんは、一定のテンポで音楽と「揺れ」を井上君に経験させた後、だんだんとテンポを速めたり、反対に遅めたりと音楽に変化をつけていきます。介助者もそれに合わせて井上君を揺らします。すると今度は、とんでもないところで突然「パッ」と演奏を止めて間を作りました。介助者もそれに合わせて「揺れ」を止めます。

この音楽の変化は、外からの刺激に注意を向け続けさせる目的もありますが、由香さんの真の意図は音楽と「揺れ」が連動していること、すなわち大人と音楽を通した「揺れ遊び」をしていることへの「気づき」を促すことにあります。

しかし今日の井上君は、これらのさまざまな刺激に対して特別な反応を表すことはありませんでした。今日の音楽療法はこれでおしまいです。

由香さんは、終わりの合図の歌を歌います。

「♪いっしょに音楽したね～　いっしょにゆれたね～」

「遊び」の治療構造

児玉さんのときもそうであったように、由香さんが音楽療法で用いる音楽は家族などからの情報をもとに、事故に遭う前に患者さんが愛していた曲、好きだった曲が多く使われます。井上君に対しても、学校で経験した音楽や、よく家で見ていたアニメの音楽が用いられ、試みられました。しかし、これといった変化はみられません。「楽器遊び」や「揺れ遊び」も継続して行なわれましたが、特筆するような変化は認められないまま、音楽療法のセッションがしばらく続きました。

ところが、セッションが九回目に入ったとき、それは起こりました。井上君に「ある変化」が起き始めたのです。音楽のテンポを速くしたり、突然演奏を止めたりしたときに、「微笑む」ように表情が変わるのです。そして、少し身体をくねらせてねじるような反応をし始めたのです。

しかし、その反応が意志的なものなのか、それとも偶発的なものなのか、まだ誰にも判断できないものでした。誰もが、あいまいで、再現性のない「偶発的な反応」と判断しました。

しかし、しばらくたつとこの「揺れ遊び」のなかで起こる偶発的な反応——つまり、身体をくねらせたり、表情が変わったりするといった反応が、音楽の変化のタイミングと符合することが多くなってきたのです。音楽を突然止めた後にできるわずかな間で、そうした反応が見られる回数が増えてきたのでした。

すると由香さんは、反応が起きたら「揺れ遊びを再開する」というように、セッションのやり方を変化させました。それは、井上君に自分の反応が周りの人や環境に影響を与えていくことができること、その関係性に気づかせるためです。

セッション中、介助者は井上君の右腕を持って、腿を「トン」と叩かせるなど、反応を促すようなジェスチャーや言葉掛けを行ないます。

つまり、井上君自身が反応を示さなければこの楽しい「音楽遊び」は成り立たない。言い換えれば、井上君自身の反応があってこそ楽しい「音楽遊び」になっていくという構造にしたのです。

このように、音楽療法で行なわれる活動には、刺激と反応の因果関係を明らかにしていく「治療的意義」をもった枠組みがあるのです。

「コミュニケーション」への気づき

それは一八回目のセッションのときでした。由香さんが演奏を止めたとき、井上君が由香さんの目を見たのです。そしてほんの少し、叩くように右腕を動かしたのです。

「演奏をつづけて！」

そう井上君の目と腕が主張したのです。もはやその反応は誰の目から見ても意志的であり、「合図」といっていいものでした。

その「合図」に従い、由香さんが演奏を再開しました。そのとき、井上君が「ニコッ」と微笑んだのです。少なくとも私の目にはそう写りました。私はこの瞬間、井上君は「コミュニケーションを取り戻した」と感じました。今まで封じ込まれていた、人との関係性を取り戻したと感じたのでした。

半年が過ぎた頃になると、リハビリの効果もあって、関節もずいぶんと柔らかくなり、右腕がかなり自由に動かせるまでに回復していました。

また音楽療法の場面では、促せば楽器に触れている手元を見るようになり、揺れ遊びの音楽を聴いただけで喜び、音楽を止めた瞬間、由香さんの顔を見て「トン」と右手で介助者の腕を軽く叩いて、「続けて！」という「催促」の合図を頻繁に出すようになりました。

また、この頃には嫌なことをされると怒ったりするようにもなり、お見舞いに来た人たちからも「井上君は笑うよ」と言われることが多くなりました。

このように音楽療法は、「非言語コミュニケーション」による「前言語コミュニケーション」への「気づき」を促す——すなわち、言葉ではない音楽とツール（楽器など）を使ってコミュニケーション以前の関係からコミュニケーションへと導く有効なメソッドでもあるのです。

事例④　再び楽器演奏を

「四肢マヒ」

沢田正樹君（仮名）は高校時代、音楽活動が生活の中心でした。仲間とバンドを組み、自らオリジナル曲を作ってライブコンサートを自主開催したりしていました。大学受験にも合格し、入学式を三日後に控えたその日、交通事故の悲劇が襲いました。同乗していた友人の運転する自動車が事故に巻き込まれてしまったのです。

沢田君は頭を強く打ち、意識不明の状態で救急病院に運び込まれました。脳神経外科手術を受けた後、「低体温療法」が施されました。数ヵ月にわたるこれらの救命処置によって、何とか生命の危機からは脱したのですが、手足を含め全身の筋肉を動かすことのできない「四肢マヒ」の状態で、ここ中部療護センターに入院してきました。

入院当時の沢田君は、歌を歌うことはもちろんのこと、音楽を聴いても何の反応も示すこともなく、「閉ざされた世界」に存在しているような感が強くありました。そうした状況のなかで、音楽療法をはじめとする「五感刺激療法」が開始されました。その一方で、ほかの事例でもそうであったように、由香さんの音楽のルーツを探る作業が始まっていました。沢田君の好きだった音楽、愛していた音楽を家族や見舞いに来た知人、友人たちから聴き取るのです。

入院後、しばらくの間、これといった反応もないまま音楽療法は続けられました。しかし、半年が過ぎるころ、沢田君に変化が見え始めました。由香さんの演奏で、好きな曲が始まるとじっと聴き入り、表情がとても穏やかになる様子が伺われたのです。

そして、入院して一年が経過した頃になると、好きな音楽に対して笑顔や身体で「心地よさ」を表現するようになり、呼びかけにも「ウー」とか「アー」と言葉にならないながらも、反応を示すことが多くなってきたのです。

「発声練習」の試み

声を出すことが可能になってきた沢田君ですが、その発声の仕方に問題がありました。時折出す叫び声のような発声が筋肉への刺激となり、その結果、全身の筋緊張を高めてしまうという悪循環に陥りつつあったのです。沢田君の発声はあまりコントロールされていないのです。

そこで由香さんは、沢田君の好きな曲を使って「発声練習」を試みることにしました。目的は、沢田君の発声を歌声として位置づけることで、彼に声をコントロールする経験を積んでもらおうというものです。

使用する曲として、沢田君が穏やかに聴取できる曲の中から、彼の発声が違和感なく使えるよう感嘆詞の入ったもので、なおかつ発声のタイミングが取りやすい曲が用意されました。

今日は浜田省吾の『悲しみは雪のように』を使っての発声練習です。由香さんは、曲のサビの部分で合図をしたところで声を出すこと、そして他のところでは声を出さないことを沢田君に指示しています。

「キー」(音階)は沢田君の発声しやすい音程に合わせてあります。由香さんがキーボードを弾きながら歌い始めました。沢田君は静かに聴き入っています。

サビの部分になりました。沢田君の緊張感が伝わってきます。

「♪だれもが〜〜〜　ハイ！」

その後を取って、沢田君が続きます。

「♪おお〜　お　お〜おお〜」

「ボディーイメージ」の再構築

沢田君の上肢の運動機能はリハビリによって徐々に改善されてきましたが、まだ四肢の「拘縮」が強く残っており、両肘も強く屈曲していて、手は前胸部に固定された状態にあります。手指はジャンケンの「グー」の形をした状態で拘縮しているのですが、右手の親指だけは、触って運動の方向づけをしてあげれば何とか曲げ伸ばしができるようにまで回復しています。しかし、まだ自分で思うままに親指を動かすことができません。

そこで由香さんは、沢田君の好きなギターを使って、手指の「随意運動」を引き出そうと考えました。沢田君はギターをこよなく愛しており、実際、オートハープよりギターでの演奏が気に入っていました。

音楽を聴いたり、歌ったりして音楽を楽しむことを取り戻した沢田君に、次のステップとして、「動き始めた右手を生活する上で必要な機能として再生していく」――。それが由香さんの次の目標でした。

由香さんは楽器に、あの「音来」（にらい）をコンパクトにした「奏生」（かない）を選びました。屈曲して拘縮した腕にギターは大きすぎて、親指は弦から遠く外れてしまうのです。「奏生」ならぴったりです。しかも、「奏生」の弦はナイロン弦ですから、使わなくなって柔らかくなった沢田君の親指を傷つける心配もありません。

こうして、「奏生」を使っての「運動機能」の再生をかけた音楽療法が始まりました。

「さわださん、これはカナイという楽器ですよ。沖縄チックないい音が出るよ」

由香さんは「奏生」を沢田君の目の前に出して、おもむろに自分の歌の伴奏に使ってみせました。

「今度はさわださんが触って弾いてみて」

そう言って、由香さんは「奏生」を沢田君の右手の甲や手指関節の部分にあてがって、音を鳴らし始めました。沢田君の顔を見やると、怒ったような表情をしています。

この活動のやり方は、沢田君の気分によっては拒否されたり、怒りを買うこともありました。沢田君は他人に手を触られるのが、何よりも嫌なのです。

「鏡療法」を応用

由香さんは、沢田君が他人に手を触られたり、楽器に触れさせられたりするのを嫌がる理由を考えていました。そして子細な観察から、一つの結論を導き出しました。

「沢田さんの視線が自分の手元を見れないことに原因があるのではないか」――と。

確かに、沢田君は頸部と上肢にマヒと屈曲があり、そのせいで自分の視界に自分の手が入らないのです。

「沢田さんはからだのどこに何をされているのかが分からないのではないか。だから手を触られると不愉快なのではないか」――。そう由香さんは考えたのでした。

由香さんは沢田君の運動機能の障害に対して、「自分の手に対するボディーイメージが損なわれている」と判断しました。

そこで、沢田君の手の位置と動きに対する「気づき」を促す方法として、「鏡」を使うことを考えました。いわゆる、「幻肢痛」の治療で有名なカルフォルニア大学のラマチャンドラン教授の考案した「鏡療法」（四章・後述）を応用しようと考えたのです。

早速、「鏡」を使っての訓練が始まりました。

「これがさわださんの手だよ」

「合わせ鏡」にして、自分の手がどこにあるか、何をしているかが分かるように工夫しながら、セッションが続けられました。

「鏡」を使うようになってから、沢田君に確実な変化が現れ始めました。それは、あれほど他人に手を触られるのを嫌がっていた沢田君が、手を触れられても、「奏来」に手をあてがわれても、嫌がったり、怒ったりしなくなったのです。

「この手で昔みたいにギターが弾けるようになろうね」

そう言って、由香さんは沢田君の右手を「奏来」にあてがいながら励まします。

この「鏡療法」は二ヵ月間、続けられました。そしてついに、この試みの成果が実る日がやってきました。その日、沢田君は「鏡」を見ながら、自分から親指を動かして「奏来」の弦をつま弾いたのです。

「やったね！」

「オー！」

そこには、二人だけの快い成功感と達成感、そして一種の安寧感が漂っていました。

この快い成功感と安寧感は、沢田君にとってこれからの主体的な学習への確かな動機づけとなっていくに違いない。そう確信したのでした。

意志表示ができるまでに

そんなある日、私は沢田君のベッドサイドに立ち、

「さわだくん、手を握って！」

と大きな声とともに手を差し出し、沢田君の右の手のひらに滑り込ませました。すると弱々しいながらも、確かな手ごたえで握り返してくれたのです。あの「手ごたえ」は忘れることができません。

その後も沢田君の回復は順調に進展し、文字盤を指差したり、ＣＤや太鼓のバチなどの道具をつかんだり、離したりすることもできるようになりました。もちろん、楽器演奏のほうも進展していて、今では「鏡」を見なくても大きなギター（「音来」）を弾いて楽しんでいます。

一年が経過した現在、沢田君は「トーキングエイド」という文字盤を使って、人と簡単な会話をすることが可能なまでになっています。今では、嫌なこと、好きなことをしっかり表現することができます。私が無理に色々なことをやらせようとすると、

「疲れた」

と文字盤を使って自分の意思を表示します。

表情も豊かになり、「おかゆ」を先に食べるか、刻んである「おかず」が先か、ハム

レットのような顔をした沢田君が見られるようになりました。そして何より、再び音楽を楽しむ生活を取り戻した沢田君がそこにはあります。
沢田君に対する音楽療法は、「ボディーイメージ」の再構築と運動の再学習を促すことに成功した貴重な事例といえるでしょう。

〔引用楽曲〕
『Tomorrow never knows』 アーティスト Mr. Children 作詞・作曲 桜井和寿
『出逢った頃のように』 アーティスト Every Little Thing 作詞・作曲 五十嵐充
『リンダ リンダ』 アーティスト THE BLUE HEARTS 作詞・作曲 甲本ヒロト
『AM 11:00』 アーティスト HY 作詞・作曲 TUN
『悲しみは雪のように』アーティスト・作詞・作曲 浜田省吾

第二章　音楽と脳

「人間の脳には、完全にではないが切り離して考えることができる仕組みが、無数に存在することがわかってきた。その中には、知覚や運動に関するものもあれば、言語能力とか、過去の意識の流れを記憶したり、今経験していることを自動的に解釈したりする働きのような、いわゆる精神作用に関係するものもある。」

（ワイルダー・ペンフィールド）

音楽と脳機能

「モーツァルト効果」

一九九三年、ウィスコンシン大学のラウシャー博士が、アメリカの科学誌『ネイチャー』(Nature)に、音楽の認知機能に与える影響についての研究論文を発表して大きな話題を呼びました。[*1]

その研究とは、大学生三十六人を被験者として、さまざまな音楽を聴かせて「知能テスト」を行なったもので、結果は、モーツァルトの『二台のピアノのためのソナタ』(K四四八)を聴かせると、学生の「ＩＱ」(知能指数)が八〜九ポイント上昇するという驚くべきものでした。しかも、不思議なことにこの現象は、モーツァルトの曲を聴いた後、数分ほど続いて消えてしまうというものでした。

この効果は「モーツァルト効果」と呼ばれ、そのメカニズムや再現性について現在も多くの研究者によって研究がなされています。二〇〇七年の時点で、この「モーツァルト効果」に関係した医学論文は三〇〇本にものぼり、学者の関心の高さが伺えます。さまざまな論文が発表されていますが、その多くに「モーツァルト効果」は集中力・記憶力・学習能力といった「認知機能」を高めるといった内容が認められます。

理論物理学者であり、モーツァルトの研究者の一人でもある、ゴードン・L・ショウは、その著書『モーツァルトについて』[*2]のなかで、「音楽が脳に与える衝撃は我々が想像する以上であり、その衝撃は感情面よりも大脳に大きい」と述べています。つまり彼は、通常、音楽が人間の安らぎや喜びといった情動面への作用が強調されるのに対して、それ以上に「認知・思考」に関する領域に効果があることを強調しています。さらに彼は、モーツァルトの音楽が「脳をウォーミングアップする」ことを提唱し、「複雑な音楽は、ある種の複雑なニューロンのパターンを促し、数学やチェスといった脳の高度な活動によい影響をおよぼす。逆に、単純で反復性のある音楽は逆効果を生む可能性がある」と述べています。

＊1 Rauscher, F. H., Shaw, G. L., & Ky, K. N. (1993). Music and spatial task performance. *Nature*, 365, 611.

＊2 Shaw L. G. (2003). *keeping Mozart in Mind , Second Edition*. Academic Press.

音楽療法は芸術であり科学である

音楽療法の先進国のアメリカでは、音楽療法が一つの学問として体系づけられており、医療現場、福祉、教育、犯罪者の矯正施設においても浸透しています。

アメリカでベストセラーになった『The Brain』(『脳の人間学』、河合十郎・訳、新曜社、一九八二)の著者で、ジョージ・ワシントン大学教授のリチャード・レスタック博士は、音楽が脳に与える影響について、「リズムやメロディ、ハーモニーなどの音楽的要素に集中している間、脳を互いにつなぎながら広い範囲で利用していて、脳の生まれ持った構造を刺激する」と述べています。レスタック博士は精神科医ですが、彼は音楽の脳に与える影響とその可能性について、

①「音楽の脳内ネットワークの広範性」

②「音楽の脳の可塑性への働き」

③「音楽が前頭葉の一部を活性化させて創造性を高める」

といった要因を挙げ、言及しています。

また、『モーツァルトで癒す』(日野原重明・監修、日本文芸社、一九九九)の著者、ドン・キャンベルは、音楽のもつ精神的・肉体的効果についてさまざまな角度から検

証し、次のようにまとめています。

①音楽は不快な音と感情を遮断する
②音楽は脳波を遅くし等化する
③音楽は呼吸に影響する
④音楽は心臓の鼓動、脈拍、血圧に影響する
⑤音楽は筋肉の緊張を和らげ、身体の動きと調和を高める
⑥音楽は体温に影響する
⑦音楽はエンドルフィン値を高める
⑧音楽はストレス関連のホルモンを調節する
⑨音楽と音は免疫機能を高める
⑩音楽は空間認識を変える
⑪音楽は時間認識を変える
⑫音楽は記憶力と学習力を強化する
⑬音楽は生産性を高める
⑭音楽はロマンチックな気分と性欲を高める
⑮音楽は消化を促す

⑯ 音楽は忍耐力を養う
⑰ 音楽は無意識の受容を象徴的表現にまで高める
⑱ 音楽は安心感を生み心身を健やかにする
——こうした精神的・肉体的な効果を医療的、治療的に用いようというのが「音楽療法」です。

アメリカの著名な音楽療法士であるケネス・E・ブルーシアは、『即興音楽療法の諸理論（上巻）』（林庸二・監訳、人間と歴史社、一九九九）の中で、音楽を治療的作用因子として用いることの有効性を次のように述べています。

[1] 音楽は文化の違いを超えた表現様式である。
[2] 音楽はその非言語的な性質ゆえに、コミュニケーションの普遍的な手段となる。
[3] 音楽は、個人の知的水準や状態がいかなるものであれ、音響刺激として精神と身体とに直接浸透するその力という点で、ユニークである。そうしたものとして、音楽は感覚を刺激し、感情や情動を喚起し、生理的・精神的反応を引き起こし、さらには精神と身体とを活性化する。
[4] 音楽の本来的な構造と特性には、個人の自己組織化（self-organization）と、集団の組織化に役立つ潜在力がある。

5 音楽は音楽行動と非音楽行動に影響を及ぼす。
6 音楽は、さまざまなスキルの学習と獲得を促進する。
7 音楽は、すべてのクライアント・ポピュレーションに適用可能な、きわめて機能的で、融通性のある美的様式である。

「グレッグ」少年――よみがえった脳機能

脳機能障害の患者さんに対する音楽の有効性について、数多くの報告がなされています。なかでも、『レナードの朝』(石館康平他・訳、晶文社、一九九三)の著者としても知られるオリヴァー・サックス博士の報告した「グレッグ」*少年の事例は興味深いものです。

「グレッグ」は、一九五〇年代のアメリカのクイーンズで何不自由ない家庭に育ちました。音楽的な才能に恵まれた彼は、将来、音楽家になることも選択肢の一つとして考えていました。ところが一九六〇年代後半に十代を迎えた「グレッグ」は、当時アメリカで社会現象となっていたヒッピー旋風に巻き込まれ、ロック音楽と薬物にはまり、学校を中退して家出をしてしまいます。

その後、一九七五年、彼の両親は、心身が荒廃し、完全に盲目になったグレッグを探し出して病院に連れて行きます。入院して検査を受けたグレッグは、脳神経外科に送られました。巨大な「髄膜腫」という脳腫瘍が発見されたのです。脳腫瘍は左右の前頭葉、側頭葉、視索、視床下部にまで進展していました。何とか手術によって腫瘍は摘出されましたが、すでに起こってしまっていた数々の障害については、もはや手の施しようがありませんでした。

その障害とは、盲目状態に加え、外部からの刺激がなければ眠ったようになってしまう意識障害、さらには情動の変化を示さない「感情鈍麻」といった状態にありました。加えて著しい「記憶障害」もあり、一九七〇年以降の記憶は無いも同然で、新しい記憶に関しては一切獲得できなくなってしまっていました。このためグレッグは新しく聞いたことも、体験したことも、数分と維持することはできなかったのです。

グレッグは何ごとにも無関心、無気力の状態で、毎日凍りついた状態で過ごしていました。この絶望的な状態のときに、ウィリアムズブリッジの診療所で、脳神経科医で作家の「オリヴァー・サックス」と出会います。サックス博士は以前から脳炎の後遺症で重い「健忘症」になった患者さんで、記憶が数秒しかもたなくなってしまった場合でも、脳に「音楽をする機能」が保たれていることがあることを経験していました。

サックス博士は、グレッグにも音楽的な刺激を与えてみようと考えます。そこでグレッグが愛していた一九六〇年代のロックンロールを思い出させる試みをしました。ロックンロールの話題に触れると、グレッグは生き生きとしはじめ、感情鈍麻による無関心さはどこかに吹き飛んだかのように跡形もなく消え失せ、驚くべきことにグレイトフル・デッドの『タバコ・ロード』を情感を込めて、初めから終わりまで完璧に歌って見せたというのです。さらに驚くべきことに、どんな新しい事実も覚えていられないのに、新しい歌だけは楽々と覚えられたということです。

そこでサックス博士は、簡単な情報を歌にして覚えさせる試みを行ないました。それは音楽の力を借りて、歌を通して、グレッグに時間と歴史の観念、出来事と出来事との関連性、そして思考と感情の新しい枠組みを教えるということでした。

サックス博士はグレッグの事例から、「音楽的な活動に触れるときには、記憶障害、情動障害、精神障害を克服した人のように、力と人格と精神を注入されたようであった」と報告しています。

＊『火星の人類学者―脳神経医と7人の奇妙な患者』吉田利子・訳、早川書房、二〇〇一。

脳の機能はどこにあるか

ガルの「骨相学」

よく、「言語は左脳、音楽は右脳」と言われます。おそらく、人間が進化のなかで人間を人間たらしめるに至った最大の発明は「言語」だということができます。一方の音楽については、研究者によってはその起源を動物にまでさかのぼると主張する人たちもいます。芸術としての音楽の歴史は、人類のなかで比較的最近のものといえます。しかし、音楽の要素であるメロディや強弱、ポーズは言語が生まれる前に、すでに人類の祖先たちによってコミュニケーションの手段として利用されていたことは、想像に難くありません。

では、いつ頃から「言語は左脳、音楽は右脳」と言われ始めたのでしょうか。そして現在、その概念はどう評価されているのでしょうか——。

「脳は場所によって役割が違う」——という大脳機能の「局在論」（特定の機能が脳の限られたところにのみ存在する）という考えが展開され始めたのは、十九世紀になってからのことです。当時の大御所と呼ばれる脳科学者たちはみなこぞって「大脳は全体としてまとまって働くものである」という概念に支配されていました。

そんな風潮の中、頭蓋骨の発達と精神機能との関係を唱える一人の解剖学者が出現します。フランツ・J・ガル*です。

ガルは、人間のさまざまな精神作用は大脳皮質のどこか一定の領域に局在しており、精神機能の発達程度によって頭蓋に隆起や陥没（凸凹）が生じる、と主張しました。つまり、特徴的な脳機能はそれに対応した脳の領域が大きく発達しているため、脳を覆っている頭蓋骨を内側から外側に押し上げているのだというのです。そして、二十七の心的特性を頭蓋表面に割り当てました。共同研究者であったJ・C・シュプツハイムはさらに組織学的研究を続け、三十五の心的特性を立てています。

「頭蓋を観察すれば、その人の精神の発達程度を知ることができる」「ある人物の頭蓋骨の凹凸を見たり触わったりして注意深く観察すれば、その人物の才能や性格を知ることができる」——。これが有名なガルの「骨相学」です。

さらにガルは、著名人や犯罪者の頭の外形や肖像画の頭の形を観察して、まるで手相を見るように「子孫に対する愛」「喧嘩と戦闘の嗜好」「名誉愛」「人物の記憶」「単語の名前の記憶」といった機能が分析できると主張しました。

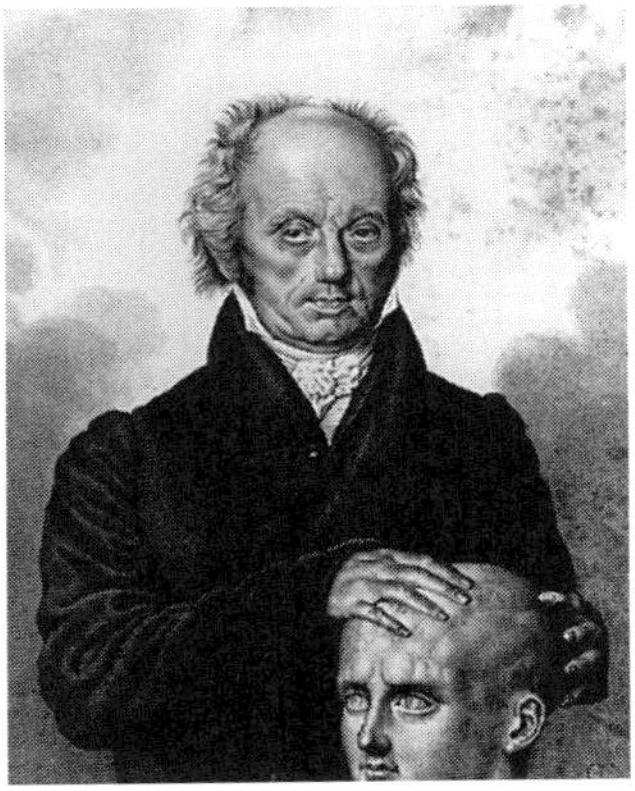

骨相学の祖、フランツ・J・ガル

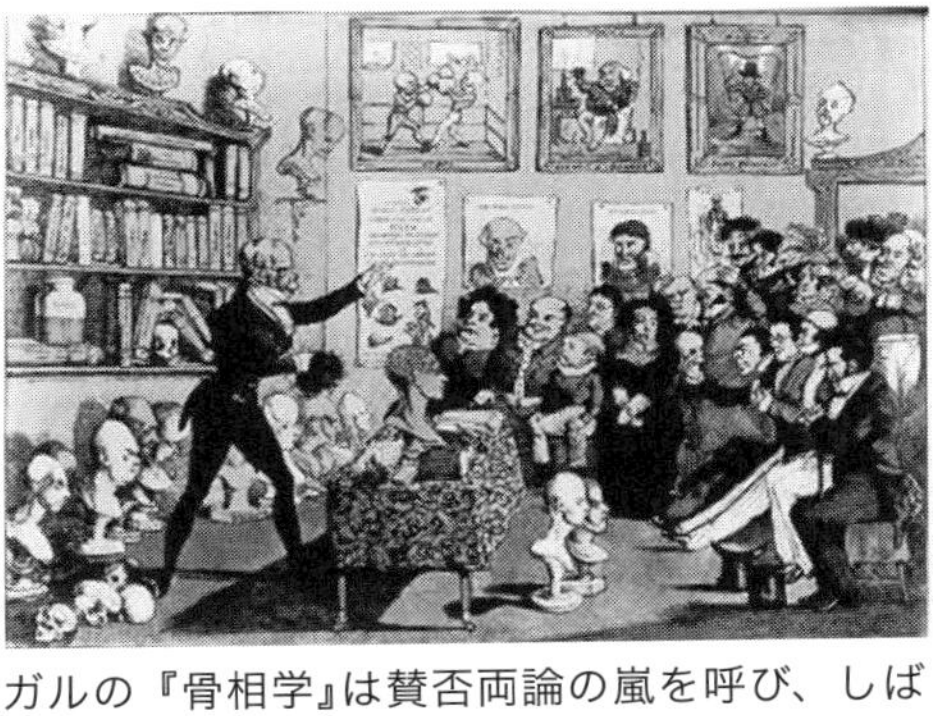

ガルの『骨相学』は賛否両論の嵐を呼び、しばしば風刺画の題材にもなった。Henry Aiken, "Calves' Heads and Brains; or a Phrenological Lecture", 1826.

この個人の精神的や情動的な特徴を頭蓋骨の隆起を調べることによって判定できるというガルの学説は、十九世紀初頭のパリ医学界に大きな衝撃を与え、賛否両論の嵐を巻き起こします。

しかし、頭蓋を「手相」や「人相」のように見立てて人の性格や運勢を分析する「骨相学」に人々はやがて疑いを抱くようになり、学会からも科学的実証性に乏しいことから「やぶ医者」として無視されるようになり、衰退していきます。

＊ **フランツ・J・ガル**……一七五八〜一八二八。ドイツ生まれの解剖学者。初めウィーンで診療しながら、骨相学を創始。精神機能の所在を大脳皮質に求めたが、さらにあらゆる精神作用は大脳皮質の一定部位に局在し、その発達程度に応じて頭蓋に隆起や陥没が生じるとした。教会などから非難され、一八〇七年にパリに移住し、医者として暮らした。

「言語中枢」の発見

「言語機能」はどこにあるのか——。このテーマをめぐって、脳の機能の局在が初めて科学的に語られたのは一八六一年のことです。フランスのパリに住む外科医・ブローカ[*1]は、言語機能の障害が大脳の前頭葉の特定の部位の損傷に起因していることを、解剖した患者の脳の観察から実証したのです。

きっかけは、言葉を話すことができなくなった「ルボルニュ」という一人の患者との出会いに始まります。彼は知能も聴力も正常で、運動マヒもなく他人の言うことは理解できたにもかかわらず、意味のある言葉を発することができず、いつも何かをしゃべろうとすると「タン、タン……」としか発音できなかったため、皆から「ムッシュ・タン」とあだ名されていました。

そのルボルニュが亡くなった時、ブローカは言語機能の局在を確かめるために彼の遺体を解剖して、脳を詳細に調べました。その結果、ルボルニュの脳の前頭葉の後下部に古い「脳梗塞」の痕跡を発見したのです。ブローカは、この症例が「言語機能」の脳の局在の証明になると考え、学会に「ムッシュ・タン」の脳を持って登場し、観察結果を発表します。しかし、この画期的な発表も、当初、学会ではほとんど反響を呼びませんでした。なぜなら、学者は未だ大脳機能局在論を受け入れ難かったのです。

それから数ヵ月後、ブローカは言語機能を喪失した第二の患者の解剖例を持って再び学会に登壇し、「ムッシュ・タン」と同様に脳部位の損傷を観察したことを発表します。この時の学会の反応は、前回とはまったく違っていました。ブローカの報告は、人々に大きな興奮をもって受け入れられ、熱のこもった討論と論争を引き起こします。そして、ブローカは次第に大脳機能局在論の中心人物となっていくのです。

ブローカが見いだしたこの領域は、今日でも「言語」を表出する特定な脳領域として「ブローカ領域」と名付けられています。

さらに一八七四年、ポーランドの精神科医・ウェルニッケ[*2]は、話すことはできて、聴力は正常に保たれているにもかかわらず、言葉の意味を理解できない「スザンヌ・アダム」という患者に出会います。「スザンヌ」は、人からの質問に対してまったく混乱した答えをするため、何らかの精神疾患が疑われることから、内科からウェルニッケのいる精神科に転科されて来たのでした。診察したウェルニッケは、その鋭い洞察力で「スザンヌ」は錯乱状態ではなく、言葉を受容することに障害があることを看破します。

さらに、この症例に続いて同様の症例で、ウェルニッケはついに、言葉を理解する障害があった患者の脳を解剖し、側頭葉の後上部に脳梗塞を見いだしたのです。

この領域は言語を理解する特定な脳領域として「ウェルニッケ領域」と名づけられ、「ブローカ領域」とともに「言語中枢」の機能領域として現在でも認められています。

＊1 **ブローカ**……ピエール・ポール・ブローカ。一八二四〜一八八〇。フランスの外科医、人類学者。一八六一年、大脳の運動性言語野（ブローカ領域）を発見し、大脳の機能局在を初めて証明した。また、人類学の分野でも頭蓋計測法などを考案。一八五九年、パリ人類学協会を設立するなど、フランス自然人類学の基礎をつくった。

＊2 **ウェルニッケ**……カール・ウェルニッケ。一八四八〜一九〇五。ポーランドの解剖学者、精神科医、神経病理学者。「ウェルニッケ領域」を発見。ブローカ領域の障害は発語が困難であるのに対して、側頭葉の上側頭回後部の障害では言語の理解が困難となることを見出した。一八七四年、失語症に関する最初の重要な論文「失語症候群」を著した。

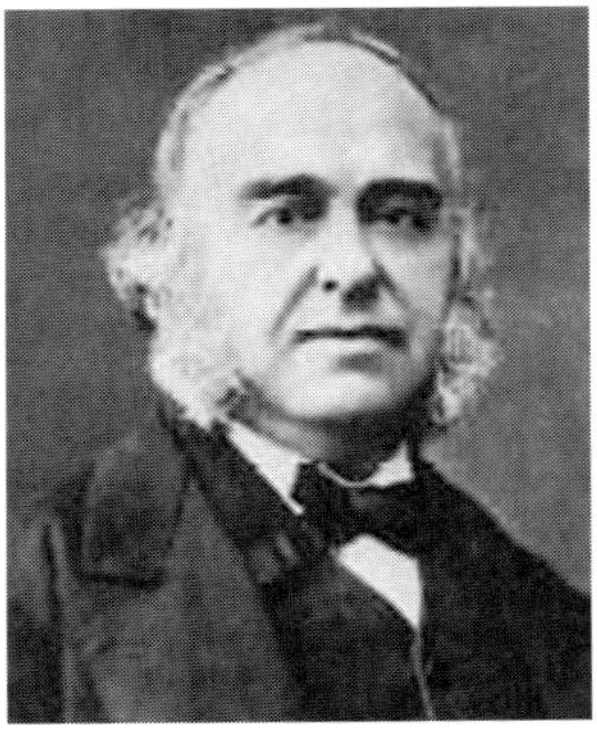
「ブローカ領域」の発見者、
ピエール・P・ブローカ

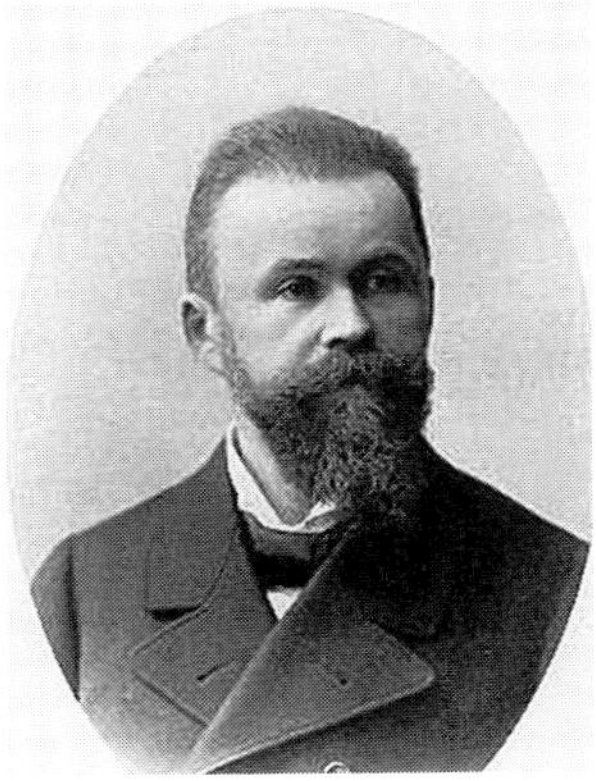
「ウェルニッケ領域」の発見者、
カール・ウェルニッケ

「失語症」には二つのパターンがある

「失語症」とは、脳が損傷されることによって言語活動が障害される症状を言います。

私たちの言語活動は大きく分類すると二つの要素から成り立っています。一つは、言葉（意味を符号化したもの）で相手に何か伝えるために「表出」する（運動性）要素と、もう一つは相手が表出した言葉（意味を符号化したもの）を「受容」する（感覚性）要素です。

実際の臨床においては、言語の表出性の障害と受容性の障害が入り交じった「失語症」が多いのですが、その障害の重症度の比率から、表出性の障害が重いタイプのものを「ブローカ失語」（運動性失語）と呼び、受容性の障害が重いものを「ウェルニッケ失語」（感覚性失語）と呼んでいます。

「ウェルニッケ領域」は大脳半球側頭葉の後上部に位置していて、言語を理解する機能と関わっています。一方の「ブローカ領域」は大脳半球前頭葉の後上部に位置して

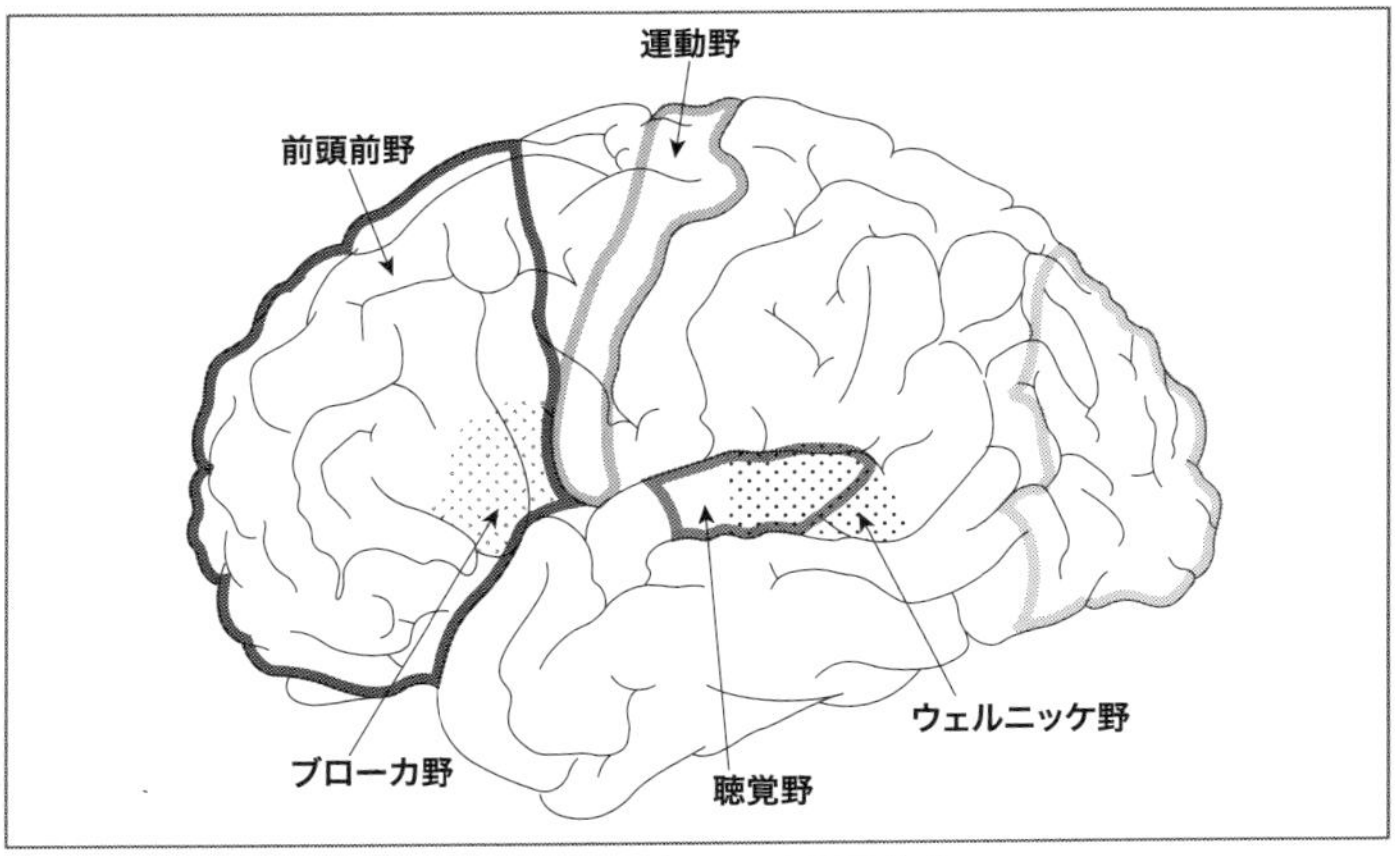

図３ 前頭前野と言語中枢
前頭葉の吻側を前頭前野と呼ぶ。前頭葉は頭頂葉・後頭葉・側頭葉からの情報を受け止める。前頭前野は自己認識や高度な問題解決能力などヒトと他の哺乳類を区別するような特質に関与していると考えられている。また記憶・感情・行動などの制御・抑制を司ることから脳の司令塔とも呼ばれている。

いて、言語を発する機能と関わっています。

「ウェルニッケ領域」や「ブローカ領域」が脳疾患や事故などで傷ついたり、損傷されると言語機能に障害が出ます。いわゆる「失語症」です。このいずれかの領域が障害されるかによって、言語の機能障害も異なってきます。例えば、「ウェルニッケ領域」が損なわれると、言葉を聞き取ることはできても、その意味を理解することができなくなります。「ブローカ領域」が損なわれると、流暢に話をすることができなくなり、文法にも間違いがでるようになります。

「失音楽症」とは

「失音楽症」とは、失語症にならって用いられる概念で、音楽をする機能が脳の損傷によって失われることを「失音楽症」と呼んできました。さらに、運動性失語と感覚性失語の分類にならって、音楽の表出面での障害を「運動性失音楽」、受容面での障害を「感覚性失音楽」と分類しています。

「失語症」に比べると「失音楽症」についての報告は多くありません。その理由をたどっていくと、二つの問題に直面します。一つは、患者さんの日常生活上における脳機能の重要度の問題です。患者さんにとって、日常生活を送る上で、聞いたり、話したり、人とのコミュニケーションが取れることはＱＯＬ（生活の質）の面からみても重要なことに違いありません。ですから、言語機能と音楽機能とを比較すると、患者さんにとっては言語機能が優先されることになります。例えば脳卒中に陥って、急にしゃべれなくなったり、人の言っていることを理解できなくなったときのことを考えれば、答えは歴然です。また、そのような場合には当然、病院に行くことになります。医師も「失語症」が認められれば重篤な脳機能障害を疑って色々な検査をし、どんなタイプの「失語症」なのかを分析します。その結果、「失語症」の知見は積み上げられていくことになります。

それに対して「失音楽症」は、患者さんが音楽家でもない限り、本人も周囲もあまり深刻に受け止められることがありません。言語機能に比べてプライオリティ（優先順位）が低い。医師も通常の診察では患者さんの音楽機能を調べません。また、調べる方法も知らないといっていいでしょう。そのため、「失音楽症」の知見は増えていかないのです。

「失音楽症」についての報告が少ないもう一つの理由は、音楽の能力は言語能力に比べて、個人差が非常に大きいことがあります。いわゆる「音痴」と呼ばれる人と「絶対音感」を有して楽譜を読んだり書いたりする人を一様に比較して脳損傷の影響を客観視することは非常に困難です。

このことからも、「失音楽症」の臨床的研究は「楽器が弾けない」とか「歌が歌えない」といった表出性の音楽障害（運動性失音楽）が対象になっていることが多かったのもうなずけることです。

「オーボエ」が吹けなくなった少女

では、言語と同じように、私たちの脳には「音楽をする脳」の部位があるのでしょうか。その手掛かりは音楽に関する機能に障害をもつ人の脳にあります。ハロルド・クローアンズ*という神経内科医は、右脳の一部が損傷したために音楽ができなくなった一人の少女の興味深い症例を報告しています。

少女「リン」は、前途有望な音楽学校の学生でした。彼女はクラスでも一番の才能に恵まれ、特にオーボエの演奏を専門的に修得していました。まわりの友人たちもみな、リンは将来音楽で身を立てていくと当然のことのように思っていました。

しかしある朝、リンは目が覚めると、オーボエが突然吹けなくなっていました。オーボエを吹くどころか、楽器の持ち方すら忘れてしまっていました。しかしリンにはオーボエを吹くことができない以外、大きな異常は認められませんでした。運動マヒも認められず、歩いたり、走ったりすることも、いつものようにできます。人と話すことも普通にできます。手紙を書くことも、本を読むことも普通にできたのです。

思い悩んだリンは、通っている音楽学校の学生健康相談室に行きました。そこでリンは精神科医の受診を勧められます。なぜなら、当時リンは音楽活動と同じくらい情熱を燃やしていたボーイ・フレンドとの失恋を経験していたからです。そこでリンは精神科を受診し、精神分析や治療を受けました。しかし、二年間にわたる精神科での治療にもかかわらず、リンは再びオーボエを演奏することはできませんでした。

リンは夢であったプロの演奏家への道をあきらめ、第二の目標として医者になることを目指して医学校に入学します。リンは入学した医学校の研修中に出会った友人に自分の身に起こった話をします。するとその友人は脳のCTを撮ることをリンに勧めます。そこでリンは病院でCTを撮ることを決意します。その結果、リンの右脳の一部に古い「脳梗塞」があることがCTによって明らかになったのでした。

リンはオーボエを演奏できなくなった朝、脳梗塞を発症していたのでした。リンは後に、発症した当時、避妊のためにピルを服用していたことを告白します。ピルの副作用の一つに、脳梗塞があります。ピルは血液の凝固能を亢進（血が固まりやすくなること）する作用があるのです。リンがどのくらいの量のピルを服用していたかは知り得ませんが、脳梗塞の発症にピルが関与した可能性は十分考えられます。いずれにせよ、右半球の小さな脳梗塞が、リンからオーボエの演奏を奪ったのは事実です。

初めに受診した精神科では、CTを撮られなかったため誤診をされたのでした。しかし、それを診断した精神科医だけを責めるわけにはいかないところもあります。なぜなら、リンの症状は「オーボエを吹く」機能だけが停止したのみで、他に脳損傷を疑わせる症状がなかったからです。ピルを服用していたとはいえ、一〇歳台の少女が脳梗塞になることは非常に稀なことです。こうした条件もあって、精神科医の頭に「脳梗塞」という診断名が浮かばなかったとしても、仕方がなかったかも知れません。

＊『なぜ記憶が消えるのか――神経病理学者が見た不思議な世界――』鴻巣友季子・訳、白揚社、一九八九。

「三味線」が弾けなくなった婦人

我が国でも楽器が弾けなくなった症例を、武田浩一氏が報告*しています。

六十五歳の婦人は三味線の先生でした。彼女はある日突然、急激な頭痛と嘔吐に見舞われました。歩くことはできましたが、左の手指にごく軽度の筋力低下を認めました。病院での頭部CT検査の結果、右の上側頭回と横回の直下を中心に「脳出血」が認められました。

彼女は順調に回復しましたが、ある日のこと、「三味線」がうまく弾けなくなっていることに気づきました。三味線を演奏しようとしても、弦をうまく押さえることができず、音の高低を誤ってしまうのです。運動マヒがないにもかかわらずです。しかも、三味線だけでなく、民謡もうまく歌うことができなくなっていました。唄の調子、上がり下がりの節回しのところに誤りがあるのです。

そこで武田氏は、彼女に神経心理学検査と音楽に関する検査を施行しました。失語症のテストでは言語機能に異常はまったく認められませんでした。さらに、民謡の認知・ピッチ・音量・音の持続時間・音質・リズム・音の記憶といった能力を細かく検討する「シーショアテスト」が行なわれました。結果は、彼女の音楽の受容の能力は良く保たれていました。しかし民謡の歌唱のテストでは、リズムと音量に問題は認められなかったものの、「音の高さ」(ピッチ)に誤りが認められました。

このテストでは、本人がよく歌っていた「斉太郎節」などの民謡が用いられました。幸運にも、病気になる前の彼女の歌唱が「カセットテープ」に残されており、それと比較しても、歌唱能力には問題なしと判断されました。

これらのテストの結果から、彼女は「失語症を伴わない運動性失音楽」と診断されました。脳出血から一年以上を経過しても、彼女は他人に三味線を教えることができなかった、と武田氏は報告しています。

また武田氏は、この症例以外にも「失語症を伴わない運動性失音楽」の報告例一三例を検索し、それらの文献の分析を行なっています。それによれば、一例のみが病巣が左半球であり、残りの全ての症例の病巣は右半球であったということです。

この婦人の例も、また前述した「オーボエ」が吹けなくなったリンの例も、いずれも病巣は右半球でした。これらの事例から「音楽は右脳」というのは正しいようにも思えます。

＊　武田浩一「運動性失音楽を呈した右側頭葉皮質下出血の一症例」臨床神経、三〇巻一号、七八～八三、一九九〇。

言葉が話せないのに歌うことができる不思議さ

さらに、それとは逆に、左の脳が損傷されて「失語症」が認められるのに「歌は歌える」とか「楽器は弾ける」といった報告があります。古くは一七四五年に、ある男性患者の症例を見いだすことができます。この男性患者は、今でいう「脳卒中」に相当する重度の発作を起こしました。以来、完全な右半身がマヒとなり、言語の障害が高度で口をきくこともできませんでした。おそらくこの男性患者は、突然の脳卒中によって「左大脳半球」が広域に障害され、右側の運動マヒと「失語症」を来したのだと考えられます。にもかかわらず賛美歌は歌えたというのです。

この当時はまだ、ブローカやウェルニッケの登場以前ですから、「失語症」の概念もはっきりしていなかった時代です。人々は、「言葉が話せないのに賛美歌を歌うことができる」ことに強いインパクトと神秘的なものを感じたに違いありません。その神秘性が強かったこともあって、文献に記録が残されたのかも知れません。

「左脳」を大きく障害されながらも、歌が歌えたという症例は多く報告されています。「失語症」があるのに歌が歌える――。こうした患者さんの存在を臨床家は気づいていましたが、まとまった形で報告したのは、我が国の山鳥重氏*です。

山鳥氏らは、左の大脳半球を損傷して言葉を発することが困難になった「右利き」の二十四例の失語症の患者に歌唱のテストを施行し、二十四人中二十一例(八七・五%)で、言葉は話せないのに歌は歌えるということを見いだしました。しかし、そのうちの六例では、歌詞を付けて歌うことができなかったが、ハミングすることは可能で、しかもそのハミングのメロディ、リズム、テンポは正確だったと述べています。

私も左半球の広範囲な脳損傷によって言葉を失っているにもかかわらず、歌は歌えるという患者さんに数多く接してきました。診察室では言葉をほとんど話すことはで

きないのに、
「うさぎ　お〜いし　かのやま〜」
と歌ってくれるのです。

＊ Yamadori A.(1977). Preservation of singing in Broca's aphasia. *Journal of Neurology, Neurosurgery and Psychiatry*, 40, 221-224.

それでも脳は音楽をする

このほかにも「右脳」と音楽のかかわりを示す、多くの事例が報告されています。そのいくつかを紹介してみましょう。

ボウテズとウェルトハイム[＊1][＊2]という研究者は、次のような症例を報告しています。患者は二十六歳の男性。彼はアコーディオン奏者で、右半球の前頭葉に病変がありました。

この男性患者は、言葉の理解、読み、書き、計算能力ともに正常でした。加えて、音の高低の弁別や自分が知っているメロディの再認もできました。しかし、楽器で示された音を歌うこと、リズムのパターンを再生すること、知っている曲を歌ったり、口笛で演奏することができませんでした。つまり、音楽を聴いたり、理解する能力は損なわれていないのに、音楽を演奏する能力は失われてしまったのでした。

スプリーンら[3]は、失語を伴わないで音楽の理解に障害を持つ患者の症例を報告しています。この患者の場合は、右半球の側頭葉の中央部、側頭極、島、前頭葉の一部、頭頂葉の一部に病変が認められました。この患者の言語能力――例えば文法には間違いはなく、会話に出てくる言葉の選択も適切で、事物の命名や記述も正確でした。しかし、音楽の認知が障害されていました。さらに興味深いことには、ドアのベルの音やタイプライターの音など、意味のある環境音の認知も障害されていたのでした。

ミルナー[4]は、右脳と音楽の認知機能の関係を確かめるため、テンカンの治療で側頭葉の切除の手術を受けた患者を調べました。そして、右側頭葉の一部を切除した患者のなかに、聴覚刺激の識別のできなくなる場合があり、そのような患者では音色と音の記憶のテスト成績が悪化していることが分かりました。

フランスのキャサリン[5]は、「音楽をする脳」と左右の脳の関係について大規模な症例検討を行なっています。彼女はテンカン発作を抑えるために、左右どちらか一側の側頭葉の切除を受けた六十五人の患者さんの脳の切除部位とさまざまな音楽機能についての関連を調べてみました。すると、左側の側頭葉に比べ、右側の側頭葉が表出する音楽に大きく関与していることが明らかになりました。

　これらの結果を音楽の要素から解析してみると、右の脳がメロディの識別に大きく関与し、ピッチやリズムも左右の脳でそれぞれ優位性があることが分かったのです。

＊1 Botez M.I, Wertheim N. (1959). Expressive aphasia and amusia following right frontal lesion in a right-handed man, *Brain.* 82:186-203.

＊2 Wertheim N. & Botez M.I. (1961). Receptive amusia: a clinical analysis. *Brain.* 84 :19-31. 5.

＊3 Spreen, O., Benton, A.L. & Fincham, R. (1965). Auditory agnosia without aphasia. *Archives of Neurology*, 13, 84-92.

＊4 Milner B (1962). Laterality effects in audition. In Mountcastle VB (ed): *Interhemispheric Relations and Cerebral Dominance*. Baltimore: The John Hopkins Press, , pp 177-195.

＊5 Liegeois-Chauvel C., et al.(1998). Contribution of different cortical ares in the temporal lobes to music processing. *Brain*, Vol 121, Issue 10 1853-1867.

「言語は左脳」という法則はない

「言語は左脳」――。確かに、頻度でいえば多くの人では言語機能が脳の左側に局在を示す傾向があることは事実です。医学的にそれを示したのが、一九六七年のイギリスのザングウィルの報告です。彼は文献を検索して、失語症四八四例のうち、四六一例、すなわち九七%が左脳に損傷があったと報告しました。[*1]「九七%」という数字は、「言語は左脳」であるという世論を形成するには十分でした。しかし、この報告には問題がありました。失語症の対象が「右利き」だけの症例だったからです。

ザングウィルの報告から一〇年後。今度はアメリカの心理学者・サッツが、「左利き」の失語症の文献を検索し、「四〇%は、左脳の損傷で失語を生じる人々。四〇%は右脳で失語を生じる人々。残りの二〇%は左脳・右脳のいずれでも失語症になる人々である」との分析結果を報告しました。[*2]つまり、「左利き」の人の言語機能は左脳・右脳とも同じ確率であったというのです。

この二つのレポートは、「言語は左脳」というのは誰にでも当てはまる大脳機能局在の法則ではないことを示唆しています。音楽の機能局在はさらに複雑です。

＊1 Zangwill, O. L. (1967). Speech and the minor hemisphere. *Acta Neurol. Belg.*, 67, 1013-1020.

＊2 Satz P. (1980). Incidence of aphasia in left-handers: A test of some hypothetical models of cerebral speech organization. In J. Herron(Ed.), *Neuropsychology of left-handedness*. New York: Academic Press, pp. 189-198.

「音楽をする脳」はどこにあるのか

「失音楽症」の事例をみるかぎり、楽器を弾く、歌を歌うといった「表出性」の音楽（運動性音楽）では、確かに「音楽は右脳」で行なわれている確率が高いように思われます。しかし、もう一方の「受容性」の音楽（感覚性音楽）に対する臨床研究では、それを覆すような結果が認められています。ブラッセルの心理学者・ペレッツの研究[＊1]はそれを裏付けるものです。

これまでの「受容性」の音楽を扱った研究は、前述したように、病気になる前の音楽能力の個人差の問題があり、特に音楽家ではない人（非音楽家）を対象とした科学的な研究が非常に少ない。そうしたなかでのペレッツの研究は、数少ない非音楽家の脳損傷による受動面での「失音楽症」の研究の一つとして注目に値します。

ペレッツは、脳梗塞などの原因によって局所的な脳損傷を受けた非音楽家の患者を対象として、メロディの認知に関する調査を行ないました。その結果、右半球損傷の患者ではピッチの認知が障害されているのに、リズムの認知は正常であることが多かった。それに対して、左半球損傷の患者では（右半球損傷の場合とは逆で）ピッチの認知は正常であるのにリズムは障害されていることが多い傾向を認めたというのです。しかし、結論として、全体的には一般化できるような明らかな左右差は認められなかったと述べています。

こうした研究から言えることとは、「音楽というものは片側の脳だけで行なわれている単純な営みではない」ということです。重要なことは、「失語症」の臨床研究では完全に言葉を失ってしまった報告が多く認められますが、「失音楽症」の研究では左の脳の損傷であれ、右の脳の損傷であれ、患者さんの音楽をする機能が完全に失われてしまったという報告は見られないという事実です。

最近の事例では[*2]、大脳の両側が損傷されても「音楽をする脳」は保たれているという二十八歳の女性の症例が報告されています。彼女は、一酸化炭素中毒により「無酸素脳症」に陥り、脳が広範囲にわたって損傷され、重篤な高次脳機能障害を呈しました。MRIの検査でも両側の側頭葉、および大脳基底核に損傷が認められました。

「無酸素脳症」では、脳卒中のように脳の右だけとか左だけとかではなく、また脳の前頭葉だけとか後頭葉だけといった限局された領域の障害ではなく、脳の全体的な障害が認められます。そのため、彼女は日常生活に支障を来す「記憶障害」を呈し、自分の経験したエピソードも、学習したことも、またその意味さえも著しく障害されてしまいました。にもかかわらず、彼女はメロディの識別ができ、歌を歌ったり、楽器を弾くことができたというのです。報告者は、「音楽をする記憶は、意味記憶やエピソード記憶とは次元の違う神経ネットワークをもっているのではないか」と考察しています。

＊1 Pretz I. (1990). Processing of local and global musical information by unilateral brain-damaged patients. *Brain* 113: 1185-1205.

＊2 Scanchez V. et al. (2004). Musical memory preserved in an amnesic syndrome. *Rev Neurol*, Jul 1-15;39(1):41-7.

「音楽をする脳」はタフ

『ルリア　偉大な記憶力の物語』（天野清・訳、文一総合出版、一九八三）の著者でもあるロシアの神経心理学者のルリアは、モスクワ音楽学校のシバーリン教授ついて興味深い報告*をしています。シバーリン教授は作曲の講座を担当していましたが、五十一歳のとき一時的な言語障害と右半身マヒに襲われました。幸い、このときは数日で回復したのですが、六年後に再び発症し、言語障害が回復しないまま、三年半後に心筋梗塞で世を去りました。

最後の三年半の間、彼には非常に強い言語障害が残りました。単語の言い間違いが多く、話も最後まできちんと続けることができませんでした。物の名前を正しく言うことができず、言葉理解能力も自ら「単語の意味がわからない」と訴えるほどでした。

こうした言語障害にもかかわらず、彼は多くの曲を作曲し続け、その内容も病前に作曲されたものに劣らないものでした。さらに、教授として正当に学生の作品を聴いて批評し、訂正することもできました。

一方、『脳と音楽』(メディカルレビュー社、二〇〇一)の著者である岩田誠氏によれば、フランスの偉大な音楽家ラヴェルをはじめ、左脳を病魔に冒された音楽家は「失語症」を患うとともに、作曲や楽器を弾く、指揮を執るといった能力が奪われたと述べています。しかし、それでも彼らには音楽を楽しむ能力は保たれていたとも述べています。

これらの事実は何を意味するのでしょうか。それは、私たちの「音楽をする脳」は非常にタフであるということです。そして「音楽をする脳」がタフであることは、音楽療法が脳のリハビリにとって有効な方法であることの一つの根拠になります。

結論すれば、音楽をする脳機能は左脳にも右脳にも関与する部分があり、脳が損傷を受けても、残された能力を振り絞って音楽を楽しもうとしているのかも知れません。

＊1 Luria A.R. Tsvetkova L.S, & Futer D.S. (1965). Aphasia in a composer (V. G. Shebalin). *J Neurol Sci.* 2(3):288-292.

脳と意識

意識とは何か

脳の機能というものを考えていくとき、必然として「意識」という問題に直面します。実は、意識は一つではなく、いくつかの種類、あるいはレベルがあると考えられています。

では、今日の脳神経科学では意識をどう捉えているのでしょうか。脳科学では意識のうちでも科学的に記述が可能なものを「脳的意識」とし、現在の科学では記述・説明できない意識を「心的意識」と呼んで区別することにします。

「脳的意識」はさらに二つの種類に分けることができます。一つは、意識の中でもっとも生物学的な基盤となる「覚醒」(arousal)と呼ばれるものです。私たちの生活における意識の覚醒状態とは、寝ているときや手術で麻酔をかけられているとき以外は「覚醒」状態にあるということができます。

もう一つは「能動的な意識」(awareness)と呼ばれるもので、「志向性のある意識」とも言われます。この「能動的な意識」は、何かに「注意」している状態にあります。また「能動的な意識」においては、ワーキングメモリと呼ばれる認知プロセスが働きます。ワーキングメモリの機能は、感覚器官を通して入ってくる外からのさまざまな情報と、記憶されている過去の経験や学んでいる知識とを照合して、外からの情報に意味づけをし、次に取るべき行動の選択や決断ができるようにすることです。

「覚醒」および「能動的な意識」(認知機能)は、脳的意識ですのでそれぞれ対応する脳の領域が存在します。「覚醒」に対応する脳領域は「脳幹網様体賦活系」と呼ばれるもので、「脳幹」と「視床」と「大脳」を結ぶネットワークです。一方、「能動的な意識」に対応する脳領域は、ワーキングメモリという認知プロセスが働くうえで重要な役割を果たす「前頭前野」（図3参照）です。人間ではこの前頭葉が、ほかの動物に対して著しく発達しています。

ところで、私たちが行動しているときは常に「能動的な意識」の状態にあるのでしょうか。「能動的意識」とは、「意識的」に行動をしているときに出現する意識を指します。したがって、「無意識」に行動しているときには「能動的意識」は基本的には立ち上がりません。例えば、食事をしたり、走ったりするときの運動行動などは、自分の意思による行為であるにもかかわらず、自動化・ルーチン化（行動の順番が決められている）されていて、ワーキングメモリは働きませんから、脳は「能動的な意識」状態にはありません。

このことから言えば、意外にも私たちの日常での行動は「無意識」の行動が占める割合が多いということが言えるでしょう。

「気づき」とは何か

第二章の認知音楽療法の臨床の事例のところで、何度も「気づき」を促す場面が出てきます。音楽療法において「気づき」という概念は重要であり、セッションの展開を左右します。

では、「気づき」とはどういう意識状態を指すのでしょうか。

アメリカ・アリゾナ大学の哲学教授であるチャーマーズは、その著『意識する心』(林一・訳、白揚社、二〇〇一)において、「気づき」を「我々が何らかの情報にアクセスできて、その情報を行動のコントロールに利用できる状態」であるとしています。また、ブロックは、「主体が自らの行動を何らかの情報に依拠させる能力」と定義しています。

認知音楽療法における「気づき」とは、脳的意識のうちの「能動的な意識」に含まれると考えられます。なぜなら、「気づき」はルーチン化されて、「無意識的」に遂行されている行動や運動に対して、意識を向け直すことや注意して見直すことを意味するからです。つまり、「気づき」とは「無意識的」に行なわれている行動に対して、あえてワーキングメモリを働かせることで「能動的な意識」の状態を出現させる意識活動と言うことができます。

「心的意識」と音楽療法

これまで述べてきた「脳的意識」に対して、唯物論では片づけられない意識を「心的意識」と呼ぶことにしました。この心的意識はサイエンスで扱うにはまだ無理がある「意識体験」のことを意味します。心的意識は体験的意識であり、一人称であり、主観的な色彩を帯びている意識のことです。

「心はどこにあるのか」――。プラトンは「心は脳の営みである」と考え、アリストテレスは「心は心臓にある」と考えました。また、デカルトは「魂・心は脳と別にあって、松果体という脳の一部を介して身体に働きかける」という二元論を主張しました。「心は脳の機能である」――。それが今日的な答えです。心はおそらく脳が働くときに付随して生じてくるのは間違いないと思われます。しかし、心的意識は脳的意識のようにその機能がどこからどのように発生してくるのかを著述することができないのです。それは物質であるところの脳と心的意識の対応関係がまったく分からないからです。

心的意識に関して、脳科学を始めさまざまな分野が注目している問題に、「クオリア*」があります。「クオリア」という概念は、心的意識を理解する上で重要なものと考えられています。

「クオリア」とは、私たちが外界から受ける刺激に対する私たちの「感じ」です。例えば、夏の北海道で野原一面に咲き誇る色鮮やかなラベンダーの花畑の光景を見れば、誰もがその「美しさ」に息を呑むでしょう。けれども、そのとき自分が感じた美しさを人に伝えることはとても難しいことです。友だちに「どうだった？」と聞かれて、「すっごくきれいだったよ」としか言えず、結局は「絶対に行って見るべきだよ」ということになります。また、ラベンダーの場合は、具体的な花の色（紫色）を美しいと感じます。

では、神社やお寺に行ったときに感じる静寂な感じや、教会の中で受ける荘厳な感じは何の刺激によって生まれるのでしょうか。まして、ピカソの絵の生む感動やローリング・ストーンズの曲が引き起こす興奮は何なのでしょうか。もちろん、ピカソの絵を「分からない」という人もいれば、ローリング・ストーンズの曲を「うるさい！」という人もいます。問題はさらに複雑です。

もはやお分かりのように、この「感じ」——つまり「クオリア」は個々の経験に基づく主観的なものですから、数量化といった還元主義的な説明には馴染みません。例えば、赤という色は、色相・彩度・明度によって測ることが可能ですが、「赤い」と感じたときの「赤さ」は客観的な尺度で測ることはできないのです。そもそも同じ赤いリンゴを見ても、一人一人の赤の感じ方が違うのと同じです。

やっかいなことに、脳的意識と心的意識は共に独立して働いているわけではありません。例えば、友だちが熱いヤカンを素手で触って「アチッ！」と叫んだとき、あなたは友人の行動や言動に注目し、「すごく熱かったろうな」と同情します。このときあなたは能動的意識によって外界を捉えています。しかし、あなたはどうやって友人の感じた「熱さ」に同情するかというと、あなた自身がすごく熱いものに触れたときに感じた熱さ（苦痛）の体験を元にしているのです。

日常の会話の中であれば、脳的意識と心的意識はおおよそ一緒に現れますから、混同して用いてもほとんど問題はありません。しかし、医療の現場で「音楽療法」のような全人的医療を行なうときには、脳的意識と心的意識を明確に区別する必要があります。強いて言えば、「音楽療法」は心的意識をもターゲットにし得る可能性が大きいだけに、なおさら脳的意識と心的意識を混同してはいけないと私は考えています。

＊　**クオリア**……もともと「質」や「状態」を表すラテン語。

臨床における意識

次に、意識とはどのようなものかについて、「臨床」の視点から意識障害を考えてみましょう。ここで言う意識障害は「脳的意識」の障害ということになります。脳神経外科学では意識障害を、意識障害のスケールを用いて観察・記述します。

①刺激しないでも覚醒している状態——刺激がなくても「開眼している」か否か
②刺激すると覚醒する状態——呼びかけや痛み刺激で「開眼できる」か否か
③刺激しても覚醒しない状態——痛み刺激に対して「開眼できない」か否か

という観点から大きく三段階に分類しています。そして、その三段階はさらに細かく分類されています。

例えば、交通事故で頭を強く打った患者さんが入院したとき、刺激をしないでも「眼を開けて」いて、自分の名前が言えたり、ここが病院だという認識があれば、脳神経外科医はひとまず安心します。その時点では、脳に重大なことが起こっている可能性は低いと判断するからです。

ところが、患者さんがウトウトし始め、ついには名前を呼んでも、強く身体を揺さぶっても、眼を開けなくなったときは要注意です。普通、寝ている人であれば強く手をつねれば起きるものです。しかし、頭部外傷の患者さんの場合では、強く手をつねっても起きない場合には脳に重大なことが起こっていると考えられます。そのような場合、CT（コンピュータ断層写真）で脳の中の写真を撮り、出血を確認して、緊急手術ということになります。

このように、脳神経外科的に「意識」を観察することを、「意識レベルを診る」と言います。患者さんの容態が時々刻々と変わる脳神経外科病棟では、患者さんの「意識レベルを診る」ことが、診察行為における基本中の基本となります。

しかし、そもそも「意識」の座はどこにあるのでしょうか――。

「最小限の意識状態」――遷延性意識障害の定義の問題点

脳神経外科的な「意識」の定義は救急医療の便宜的なものであり、慢性期の意識障害の定義は混沌としているのが実情です。一見、同じような状態にみえる患者さんの状態でも、病態は千差万別でなかなか定義することはできません。国際的な学会でも、慢性期の意識障害の定義について、概念の整理の必要性が唱えられています。現在では、二〇〇二年にアメリカ神経学会より提唱されている「minimally conscious state」（「最小限の意識状態」）という概念が適用されています。その主な内容は、観察方式により、完全な植物状態の基準には合致しないが、重篤な意識障害であることを定義するものです。

その項目としては、反射的ではない合目的動作として、

①感情的な話題や聴覚または視覚刺激内容に応じて適切に微笑する、または泣く。

②言葉での質問に発語または行動で直接反応する。

③事象の客観的位置や動きに追視がみられる。

④物の大きさ・形にあわせて触れ、または保持する。

⑤動いている刺激に対して、追視または固視する。

などがあげられています。

しかし、その他の刺激に対する微妙な反応はどうなるのか、という疑問は残ったままです。

「**施錠症候群**」

後で詳しく説明しますが、私たちの「意識」は脳幹の後ろ側に中心を置く「上行性網様体賦活系（図４）」が大きくかかわっていると考えられています。一方、脳幹の前側にはほとんどの運動神経が通過しています。このため脳幹の前側だけに損傷を受け

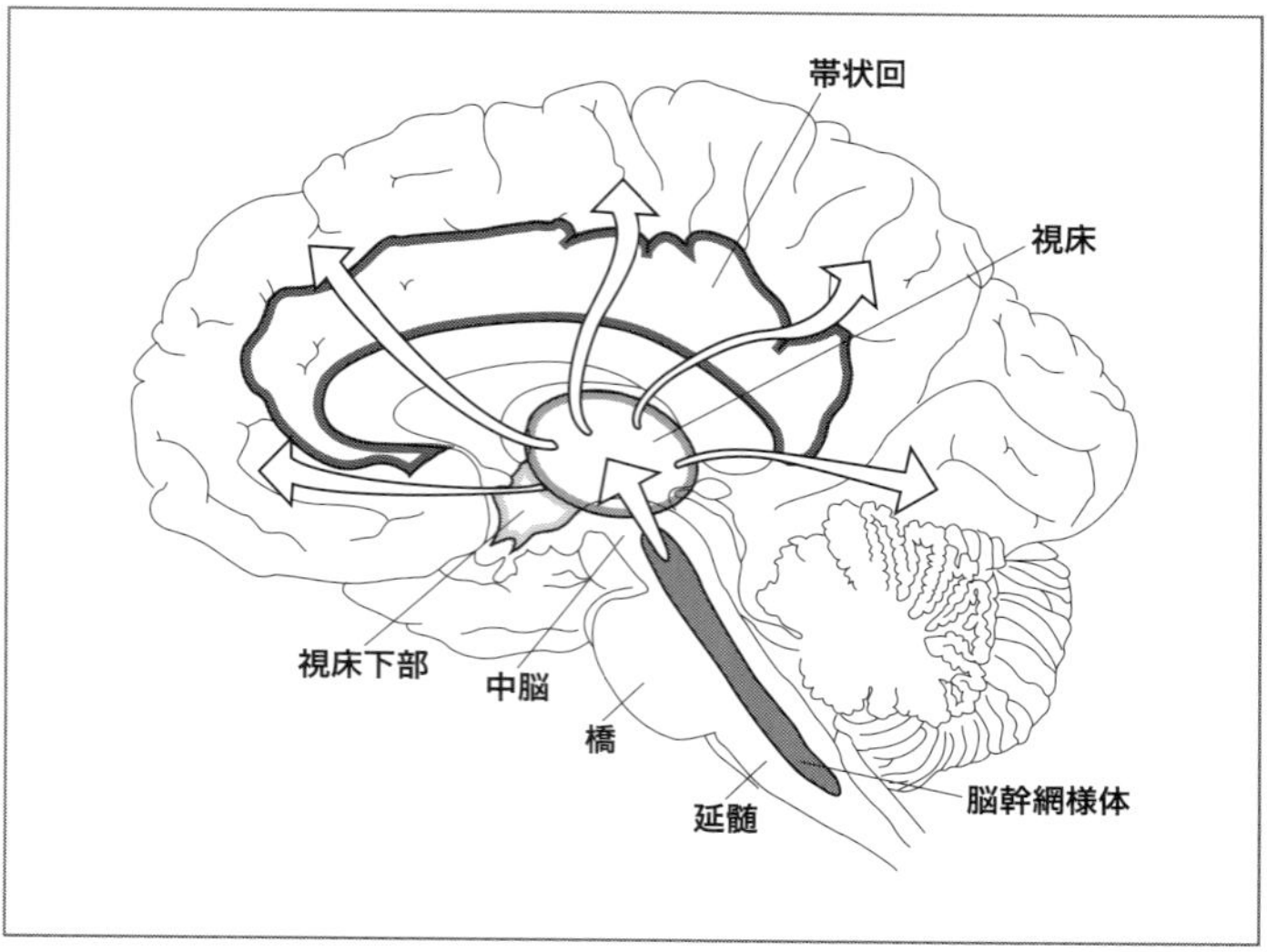

図４上行性網様体賦活系

網様体は脳幹の中心部、中脳から延髄にかけて存在する。脳幹は、中脳、橋、延髄からなる。網様体は視床に線維を送り、さらに視床から大脳皮質に広く感覚刺激を伝える。したがって大脳皮質は末梢神経から絶えず刺激を受け、神経細胞の活動性が高められ、大脳皮質の活性が維持される。これを上行性網様体賦活系という。

ると、「意識」しても、手足も声を出す筋肉も嚥下の筋肉もまったく動かすことができない状態に陥ってしまいます。

このように、「意識」があるのに動くことができない状態のことを、「カギをかけられて部屋に閉じ込められた状態」に例えて、「施錠症候群」と命名されています。意識があることの確認は、障害をかろうじて免れた「まばたき」や「目の動き」（ほとんどの場合、水平方向には動かせず、上下のみのことが多い）を利用して、コミュニケーションが確認されるのですが、その他の自分を表現する「運動機能」は停止状態になってしまっているのです。

「施錠症候群」の状態では、自分で息をすることもままなりません。しかし、自発呼吸がないからといっても脳死状態ではありません。また、この施錠症候群は植物症とも区別されています。

幸い、施錠症候群ではほとんどの場合、少しだけ目が動きます。これによって「意識」の有無を確認できるわけです。しかし、もし「意識」があっても目も動かせない状態にあった場合、その「意識」は誰にも気づかれずに闇の中ということになります。おそらく、臨床的には「植物症」と診断されるでしょう。理論的にはそういう脳の損傷があっても全然、おかしくはないのです。

意識の「座」はどこにあるか

脳神経外科的に見れば、「意識」というものは実際に眼で見ることができなくても、その存在場所である意識の「座」を推定することはできます。例えば、脳卒中などで意識障害の状態になった患者さんが亡くなられたときに、その患者さんの脳を解剖して損傷の部位を確認することで、どのような意識障害のときに、脳のどの部位が損傷しているかを見極めることで、意識の「座」を推定することができるのです。

これまでの脳神経外科的な研究から言えば、意識の「座」は特定の狭い部位に存在するのではなく、脳幹・視床下部・視床にまたがる「上行性網様体賦活系」と「帯状回」などの大脳辺縁系を含む大脳半球の広い範囲とのネットワークに「宿る」と言えます。

しかも、このネットワークは一方通行ではないことが分かっています。大脳は「網様体」により刺激されるだけではなく、反対に大脳が網様体を刺激しているとも言われています。したがって、「意識」という脳機能のネットワークは、脳内のネットワークのなかでももっともスケールが大きく、かつ複雑であるということができます。

脳の機能をみる

「意識」を画像で見る

「覚醒」「能動的な意識」(認知機能)、そして「気づき」といった意識についての記述は、脳科学・神経科学的アプローチで可能と言いました。それを可能としたのが、「CT」(コンピューター断層撮影法)、「MRI」(磁気共鳴撮影法)、「PET」(陽電子放出断層撮影法)、「SPECT」(単光子放出断層撮影法)といった神経画像機器の開発でした。

これらの機器の開発によって、脳のネットワークの構造や機能が目で見えるようになり、客観的に扱うことができるようになったのです。脳を画像化することによって、障害の原因や部位も特定でき、治療の質を格段に向上させました。

一方で、脳機能の画像化は、「認知音楽療法」においても、ややもすると心理学的手法に片寄りがちだったこれまでの評価に客観性をもたせることができます。

脳内を透視してみせた「CT」

画像診断学の最初の革命的な出来事は、一九七二年に開発されたX線断層撮影法にコンピューターを導入した「コンピューター断層撮影法」（CT）でした。「CT」は、X線で頭部を走査し、X線の透過量を白黒の濃淡のコントラストに変換して、頭部を輪切りにした画像として表現します。

この「CT」により、患者さんに苦痛を与えることなく、脳の中の状態を「診る」ことが可能になったのです。この「CT」は現在においても、我々脳神経外科医にとって、患者さんの脳の状態を把握するためにはなくてはならない方法です。「CT」はとくに「出血」の検出に優れており、クモ膜下出血や脳出血があるかどうかの判断の決め手となります。

「MRI」は脳画像のハイビジョン

この「CT」の発明からおよそ一〇年後、画像診断学上、新たな技術革新が起こります。「磁気共鳴撮影法」（MRI）の登場です。「MRI」は、「CT」とは異なりX線は使いません。

「ＭＲＩ」ではまず、強い「磁場」の中に患者さんに入ってもらいます。すると、身体の細胞に含まれる原子核（主に水素原子）は、一つ一つが小さな磁石のような振る舞いをして、強い磁場の中で一定の方向を向きます。そこにＦＭ放送の電波のようなラジオ波を加えると、その影響で細胞の中の原子核は向きを変化させます。そこで、ラジオ波を切断させるとラジオ波の影響がなくなるので、原子核は再び元の向きに戻ろうとします。このときに個々の原子核は反響信号を出します。反響信号の強さは細胞、組織によって異なるので、これをコンピュータで白黒の濃淡に変換して画像化するのです。

この「ＭＲＩ」の最大の特徴は、物の形が細かいところまで「きれいに」見えるということです。正常の脳の構造も、まるで解剖した脳の切片を見るようによく見えます。ですから「ＭＲＩ」を用いると、どんな小さな脳の病変もよく発見することができます。いまや、「ＭＲＩ」は脳卒中や脳腫瘍を見つけるのになくてはならない装置になっています。

脳の活動を捉える「ＰＥＴ」と「ＳＰＥＣＴ」

「ＣＴ」や「ＭＲＩ」は、脳にメスを入れずに脳内を画像としてみることを可能にしてくれました。確かに、これらの機器によって脳の萎縮や腫瘍などを見つけることは可能になりました。しかし、脳のそれぞれの部分がどのように活動しているか、すなわち「機能」しているかは分かりません。これを可能にしてくれたのが「脳機能画像」いわゆる「ブレインマッピング」です。

「ブレインマッピング」は、神経細胞集団が働くとその領域の脳血流量が増えるという「カップリング」と呼ばれる生理現象が基盤になっています。「カップリング」とは、神経細胞の活動と脳血流量の増加が、カップルのように「仲良く変化する」という意味です。神経細胞集団が活動すると、その領域のエネルギー消費が増加します。その結果として、「二酸化炭素」が多く発生します。二酸化炭素には「血管拡張作用」があるため、この領域の脳血管が拡張して局所の「脳血流量」が増加するわけです。

この「カップリング」という現象を利用して、「ブレインマッピング」がまず普及したのは、「陽電子放出断層撮影法」(PET)や「単光子放出断層撮影法」(SPECT)を利用した技術でした。

「PET」や「SPECT」は、すでに説明した「CT」や「MRI」が物の形を捉える「形態診断」の代表的な方法であるのに対して、生体の働きを反映するといわれるブドウ糖の代謝や血流を測定して画像化する方法です。このため「PET」や「SPEC

でいます。

T」を使う診断を、「CT」や「MRI」を使った形態診断に対して、「機能診断」と呼んでいます。

なかでも「PET」による「ガン検診」は、これまで見つからなかった小さなガンも早期に見つけ出すことができる新たな検査方法として脚光を浴びています。この方法の発想は、ガンを形態として見つけようということではなく、その「性質」を利用して見つけようとするユニークで実用的な方法で、ガンの「生物学的特徴」を利用した方法です。

ガンの「ブドウ糖」の代謝は、正常の生体の組織のブドウ糖の代謝よりも亢進している傾向があります。つまり、ガン細胞は正常細胞よりも「糖」をたくさん消費する傾向があるのです。このガンの「生物学的特徴」を応用して、患者さんに体内でブドウ糖のように振る舞う薬を投与します。すると、一〇分程度の撮影で、患者さんに苦痛を与えることなく、全身のガン検診ができます。「PET」の登場によって、「CT」や「MRI」では見つからない、わかりにくい場所の小さなガンも発見することができるようになりました。

正確に脳機能を地図化する「機能的ＭＲＩ」

この「ＰＥＴ」の業績を引き継いで、今日に至るまで脳機能研究者にもっとも用いられている方法が、「機能的磁気共鳴画像法」いわゆる「機能的ＭＲＩ」です。前述した「ＭＲＩ」は「形を見る」機能を生かして、医療の現場で人体と病気の形態を把握する機械として用いられてきました。それが技術革新によって「働きをも見る」機械へと進化を遂げたのが「機能的ＭＲＩ」です。それによって、脳医学は「脳の構造を見る」ことから「脳の働きをも見る」ことが可能となったのです。

その機能の一環を「右の手を握る」という動作で見てみましょう。「右の手を握る」ときには、それに関係するネットワークが働きます。そのネットワークの中で、神経細胞集団が活発に活動する手の「一次運動野」のような領域は、運動をしない普段の状態と比較して、「脳血流」が三〇％以上も増加します。

「機能的ＭＲＩ」では、その「脳血流」が明らかに増えることに付随して生じる信号の変化を捉え、統計解析をして「脳の地図」の中で色を付けて示してくれるのです。脳の中で色が付いた場所が、「右の手を握る」という脳機能のネットワークに関係していることになります。

この方法が優れている点は、検査を受ける受診者の肉体的・精神的な負担がほとんどないこと、それと細部まで脳の構造が分かる「ＭＲＩ」の性質を受け継いでいるので、正確な脳機能の場所が把握できることです。

脳を温度で見る「サーモグラフィー法」

ここまで見てきた脳画像の技術は、「ＣＴ」では「Ｘ線」を使い、「ＭＲＩ」では強い「磁場」を用い、「ＰＥＴ」や「ＳＰＥＣＴ」では「アイソトープ」（同位体）を用いるといったように、どの機械も何か物々しく重厚な感じのする装置ばかりでした。しかも、どの方法も手術中に使うことができないという欠点があります。

「何かもう少し別の形で脳を見る方法はないだろうか」「麻酔をかけたままの状態で、患者さんの脳機能を目に見えるようにする」――。そんな装置に考えを巡らせました。そこで私が思いついたのが「サーモグラフィー」です。

「サーモグラフィー」とは、物体の「表面温度分布」を測定して画像化する装置です。しかも「サーモグラフィー」は人体にまったく負担をかけません。

「サーモグラフィーなら手術中に脳を撮影することが可能だ」――。それが私の行き着いた結論でした。例えば、麻酔をかけたまま患者さんの手に電気刺激を与えます。

すると、患者さんの手に関係した脳の領域の神経細胞は興奮し、その場所の脳血流量が増加します。そして、脳血流の増加に伴い、その部分だけの脳の温度が上昇します。これを「サーモグラフィー」で捉えればいいのです。

私は早速、臨床の場にこの「サーモグラフィー法」を導入しようと考えました。そこで、患者さんの脳にサーモグラフィーの焦点を定め、麻酔科の先生に患者さんの手の刺激をお願いしました。すると、刺激を開始して数秒で青い色を示していた脳の中で、一センチ四方の領域が黄色から赤色に変色したのです。脳の手の領域を「目で見た」瞬間でした。*

* Okumura A., et al. (1999). Intra-operative optical method using intrinsic signals for localization of sensorimotor area in patients with brain tumor, *Neurol Res*, 21(6): 545-552

脳画像でみる意識障害

脳外傷による「遷延性意識障害」の患者さんでは、脳のさまざまな部位のネットワークに損傷が認められます。ＭＲＩのトラクトグラフィー（神経線維の描出）では、遷

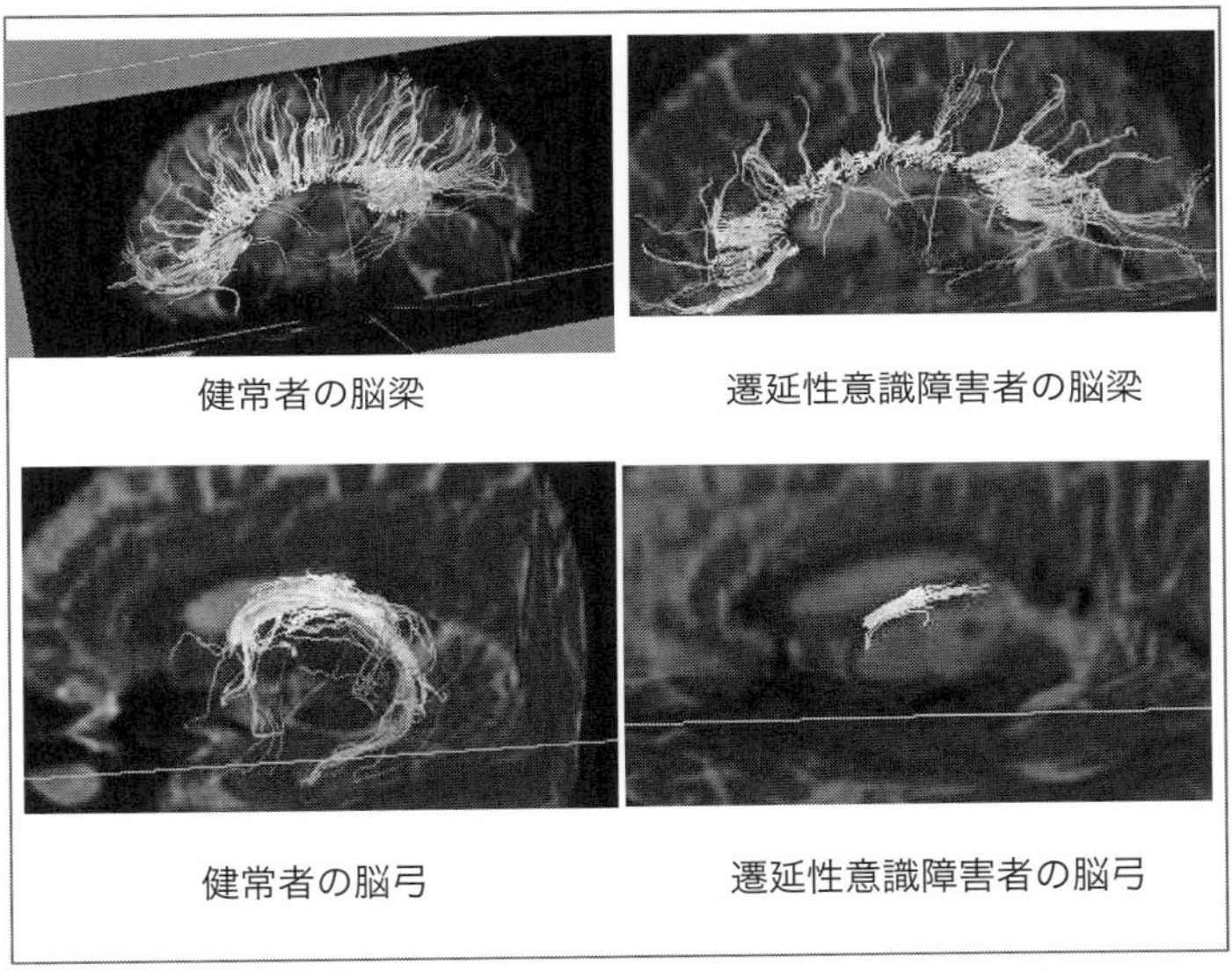

図５　健常者（左側）と遷延性意識障害者（右側）のトラクトグラフィー（MRI による神経線維の描出）

遷延性意識障害者の症例では健常者に比べて、脳梁や脳弓のトラクトグラフィーの描出が悪い。

延性意識障害の症例では健常者に比較して神経線維の描出が不良です（図5）。

意識障害が強い患者さんの脳を、「ＰＥＴ」（陽電子放出断層撮影法）や「ＳＰＥＣＴ」（単光子放出断層撮影法）で見ると、上行性網様体賦活系と大脳の広範囲の「代謝」や「脳血流量」の低下が認められます。

図6は、「ＰＥＴ」（陽電子放出断層撮影法）で映し出された正常な人の脳と「遷延性意識障害」の患者さんの脳です。大脳の広範囲の「代謝」の低下がはっきりと映し出されているのが分かります。

図7は「びまん性軸索損傷」の脳を「ＰＥＴ」を統計学的画像解析を使って診断した写真です。

これまでの「ＰＥＴ」を用いた研究から、「びまん性軸索損傷」の患者さんでは、

①共通して脳幹・視床・前部帯状回を含めた前頭葉の糖代謝が低下すること、

②意識障害の重症度に相関して糖代謝の低下の度合いが異なること、

などが分かってきました。

脳の機能の低下を見逃さない「統計学的画像解析」

人間の認知機能の衰えを的確に診断するのは、専門医でもなかなか困難なことです。

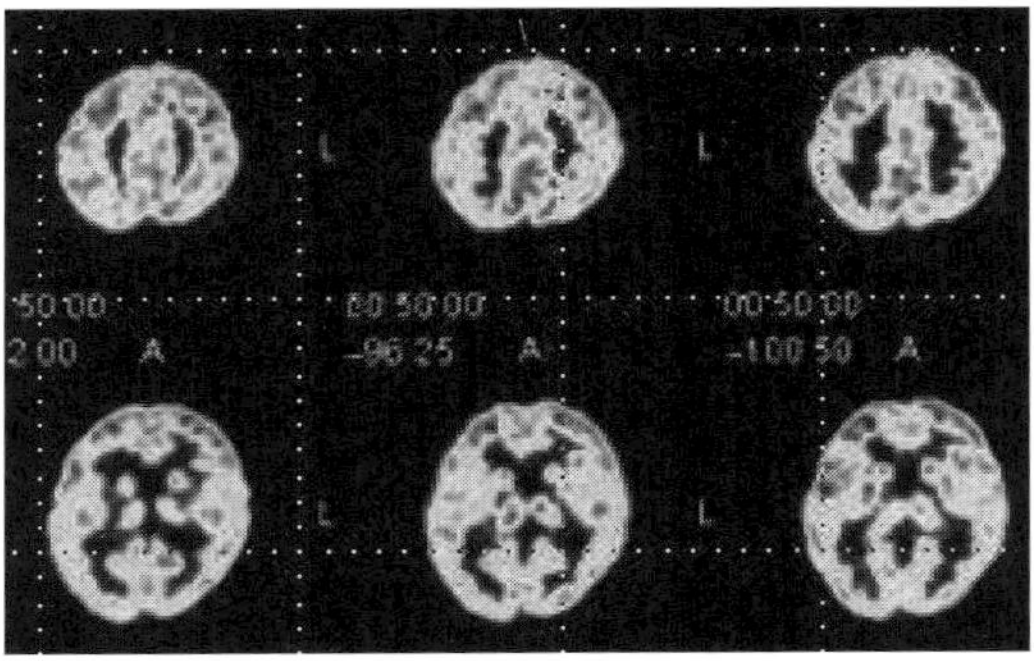

健常者

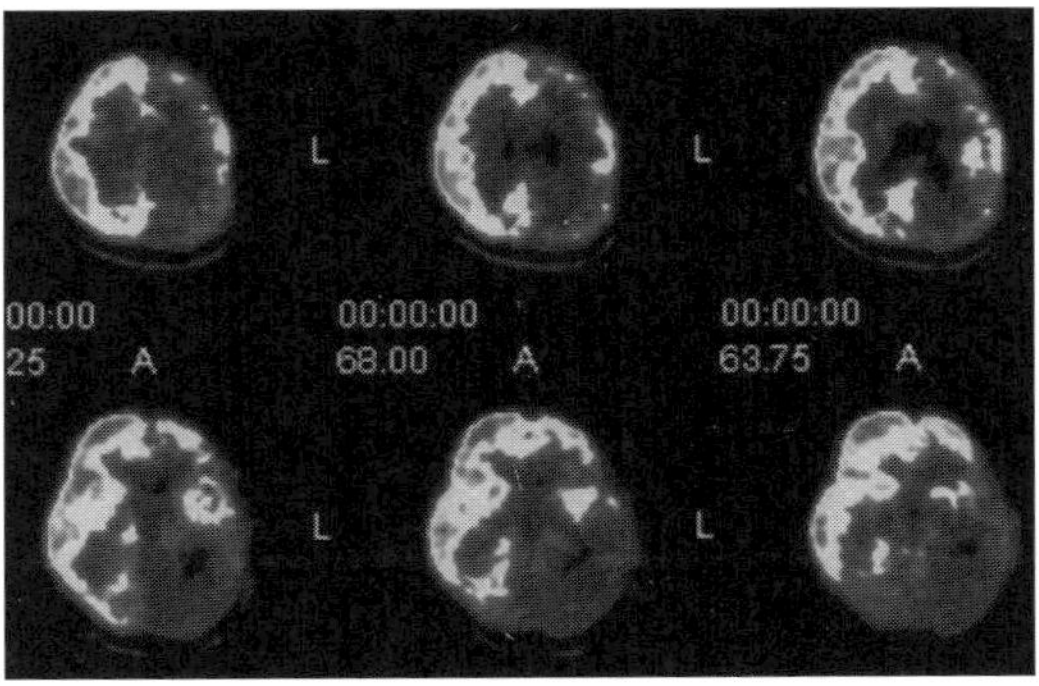

遷延性意識障害者

図６　「PET」によって示された健常者（上）と「遷延性意識障害」患者（下）の脳画像

原図では糖代謝の高さが赤色＞黄色＞緑色＞青色の順で示されている。遷延性意識障害者の脳では健常者に比較して、大脳の広範囲で代謝が低下している。

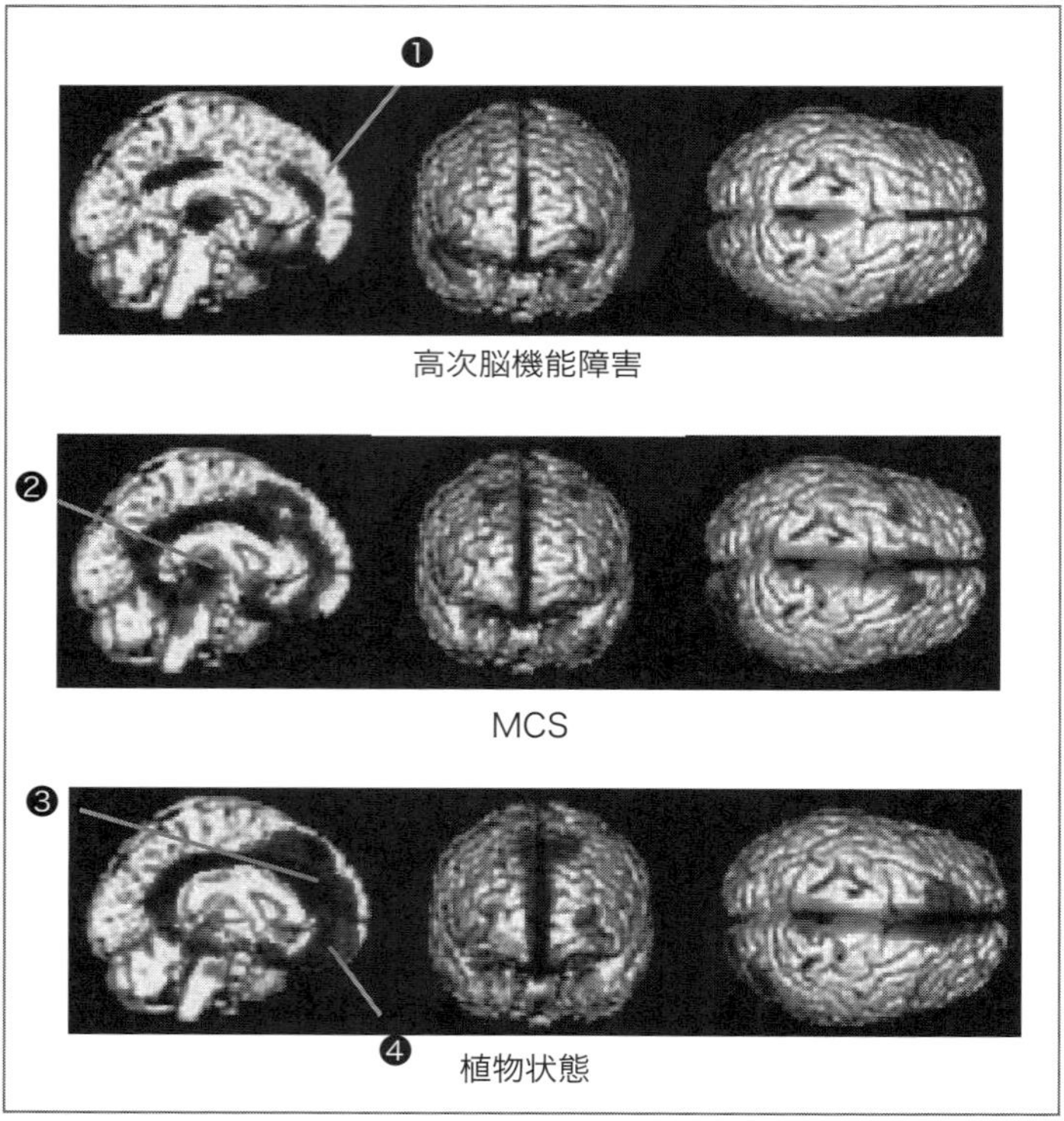

図７　「PET」による統計学的画像解析の例

脳の糖代謝が低下している部分が黒く（原図では赤）示される。上段は高次脳機能障害、中段は「最小限の意識状態」（MCS）、下段は植物状態の脳画像。いずれも帯状回や視床に共通する代謝低下領域が認められる。遷延性意識障害の重症度が増すにつれて、より著しい糖代謝の低下が認められる。❶は「前部帯状回」、❷は「視床」、❸は「前頭前野内側面」、❹は「前頭葉底面」を示す。

人間の認知機能は通常、さまざまな「大脳心理テスト」と呼ばれる方法で「記憶」などの機能を細かく調べます。ところが「認知症」でなくても、「うつ病」や単純に体調が悪いだけでもこの種のテストでは悪い結果がでます。このため、このテストの結果を鵜呑みにして認知症の診断を下すわけにはいきません。

最近、この難しい認知機能の低下の早期診断に有用性が認められているのが、脳機能画像法の一つである「統計学的画像解析」という方法です。この方法は、我々の脳の「代謝」や「脳血流量」は脳機能を反映している——という原則に基づいています。「記憶」などの機能の低下は、記憶に関係した領域の「脳血流の低下」という形で現れます。しかし、早期認知症はわずかな脳血流の低下しか示さないため、従来は画像診断が困難だったのですが、脳の血流や代謝を調べる機械である「PET」や「SPECT」を用いた「統計学的画像解析」は、この問題に突破口を開きました。特定の部位の、わずかな脳血流の低下を「目に見える」ようにしたのです。

まず、「統計学的画像解析」の手法——。患者さんの「脳血流の地図」を、その患者さんと同じ年齢の健常者モデルの脳代謝や脳血流の地図と細かな各部位ごとに統計学的に比べます。

簡単にいうと、脳代謝や脳血流にも個人差があります。ですから、健康とみなされる脳の各部位での脳代謝や脳血流の上限と下限を求め、これを患者さんの画像データと比較し、患者さんのデータが健康の幅内に納まっているかいないかを調べるわけです。患者さんの脳の中で特定の領域に脳循環代謝の低下部位がある場合は、そこが「ＭＲＩ」の上に表示されます。

この方法により、複雑な形で現れる脳のネットワークの障害の結果が客観的に表現されるのです。例えば、超早期の「アルツハイマー病」の患者さんは脳の「後部帯状回」と呼ばれる領域の脳血流が低下し、これが記憶障害と関係していることが分かっています。これはアルツハイマー病の発症は、病理の進行具合にのみ依存するのではなく、「認知予備能」の有無に大きく関係しているからです。このため、アルツハイマー病の「早期発見」と「認知予備能」を高める加療の必要性が強調されています。今後、「アルツハイマー病」の早期発見に「統計学的画像解析」が適用されることが期待されます。

また、この方法は早期の「認知症」の診断に有効であるだけではなく、何種類もある認知症の種類を診断するのにも、認知症の「進行度」を診断するのにも有効なことが分かっています。

「統計学的画像解析」は、認知症以外の鑑別診断にも有用です。例えば、認知機能の低下を認める「うつ病」の診断は、通常は患者さんの苦痛を傾聴したり、事情聴取したりすることが中心となりますが、場合によっては、早期のアルツハイマー病などの「認知症」と「うつ病」の区別が分かりにくいケースがあります。「うつ病」では、アルツハイマー病と異なった領域の脳血流の低下を示すことが多いことが分かっていいます。「統計学的画像解析法」を用いることによって、今後、より的確に「うつ病」か「認知症」かの鑑別診断ができるようになると思われます。

音楽を「脳機能画像」で見る

「音楽を聴いているときの脳の活動はどのようになっているのか」「脳のどの部分が音楽のどの要素に反応するのか」「音楽は脳のどのような機能を活性化するのか」――。

これまで「音楽療法」は、こうした疑問に答えることができずにいました。一つの大きな問題は、音楽が脳に与える「神経生理学的」な影響を調べるための決定的な手段に欠けていたことにあります。

しかし、先述したように、一九七〇年以降、急速に発展してきた「脳画像」技術によって、いよいよ本格的に脳に対する音楽の影響・効果を調べられるようになってきました。乱暴な言い方をすれば、音楽療法はこれから本格的に「医療」として確立さ

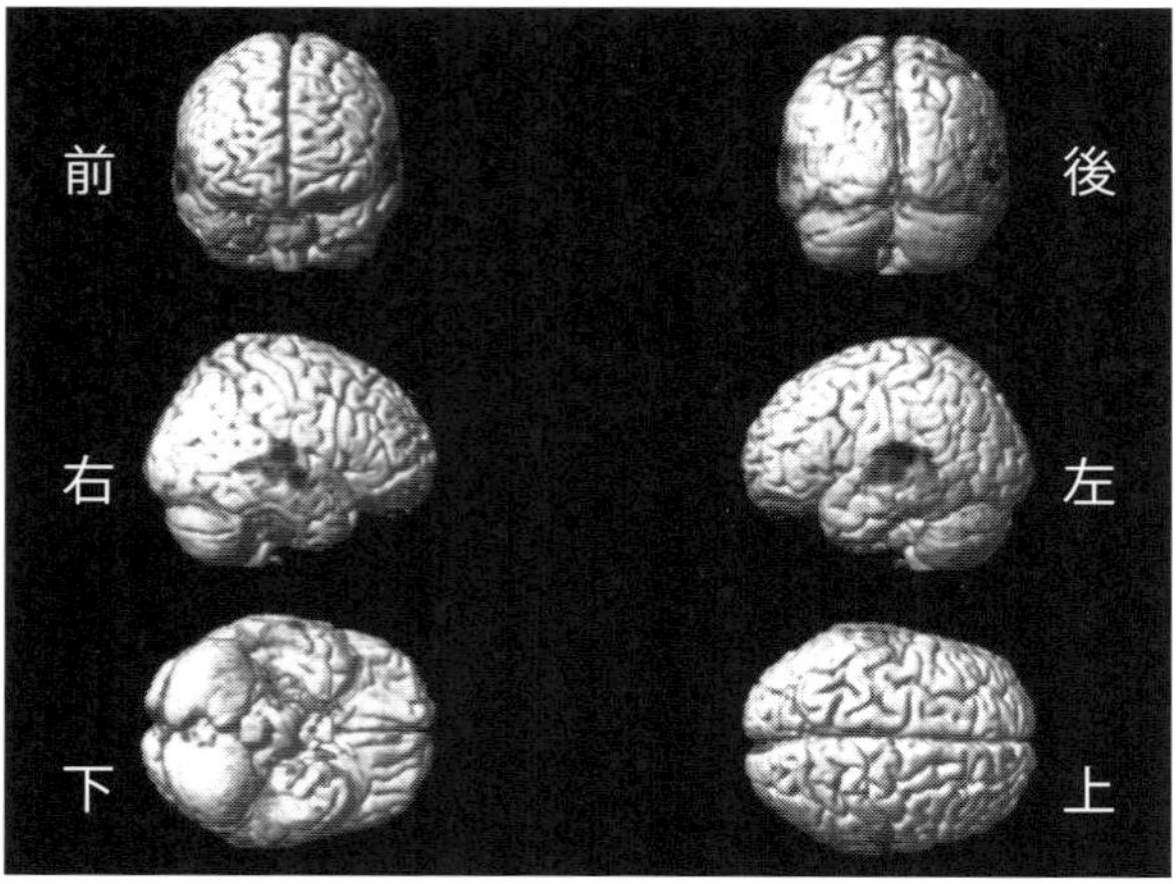

図８　「機能的MRI」によって示された音楽を聴いたときに活性化される脳領域。聴覚領に相当する左右の側頭葉が賦活していることが分かる。

れるか、あるいは単なる気休めに過ぎないものなのか――。私は「脳画像」によって、その答えはいずれ明らかになる。そう考えています。

以前、脳機能画像・ブレインマッピング研究を始めるなかで、音楽を聴いたときに脳がどのように賦活されるかを「機能的ＭＲＩ」を用いて実験的に調べてみたことがあります（図８）。私の行なった実験はきわめて単純で、誰もが知っている曲や流行歌を聴いた時と、単なる雑音を聞いた時では、脳の活動や活動領域に違いがでるかどうかを比較するというものでした。

実験はごく一般の人を対象に行ないました。すると、流行歌を聴いた時には、おおむね左右の側頭葉のヘシュル回から聴覚連合野にかけて反応するものの、反応する領域には個人差がかなりあること、さらに左半球の賦活領域が広い人のほうが多いという結果が得られました。

「四つの課題」

プラーテルら*は「音楽をする脳」を引き出すための「四つの課題」を考案し、これらの課題をしているとき、脳のどの部位が賦活しているかを「ＰＥＴ」で調べています。「四つの課題」は次のとおりです。

第一の課題……音列を聴き、その音楽の曲名を思い出す。

第二の課題……楽器の音色に注目し演奏の途中で音色が変化したかどうかを答える。

第三の課題……聴いている音列のピッチが変化したかどうかを答える。

第四の課題……聞いている音列のリズムが規則的か不規則かを答える。

その結果、プラーテルは以下のような「脳の変化」を報告しています。

第一の課題の［曲名想起］の課題では、前頭葉下部とウェルニッケ領域近傍の上側頭回が賦活された。これらの領域は言語野と関係が深い領域です。この結果は、これらの領域で聴覚的に入ってきた情報と、それに対応する概念を言語化して捉えている――。そう考えることができます。

第三の課題である［ピッチ］では、左の楔部と楔前部と呼ばれる視覚連合野が賦活されました。

第四の課題の［リズム］では、左の運動性言語中枢の近傍が賦活されました。これは発語における構音において筋肉運動の時系列処理が重要な役割を占めるので、それをつかさどる脳領域でリズムの認知が行われているのは理にかなった結果であろうと推察されます。第二の課題である［音色］については、はっきりとした結論は得られませんでした。

＊ Platel H. et al. (1997). The structural components of music perception. A functional anatomical study. *Brain* Feb; 120(Pt2): 229-43.

音楽家の脳と一般人の脳

大西隆氏＊らは、性と年齢を一致させた十四人の音楽家の群と音楽家ではない十四人の群に対し、彼らが今まで聴いたことのない音楽を聴いてもらい、そのときの脳の状態を「機能的ＭＲＩ」で撮影しました。

結果は、音楽家もそうでない人たちも、両側の「上中側頭回」の賦活が認められました。しかし、それぞれの群で左右の賦活の差が認められたのです。音楽家は左の側頭葉が優位に活動していたのに対して、音楽家でない人では右の側頭葉が優位に活動していました。詳細に検討すると、音楽家はそうでない人に対して、受動的に音楽を聴いた時でも、両側の側頭平面で強い活動を認め、特に左側でその傾向が大きかった。これは、音楽家とそうでない人は、音楽を聞くときに左右反対の脳をより使っているということを示しています。

また、普通の人に比べて音楽家の人の脳でより強い反応が見られた「側頭平面」と「絶対音感」との関係についても検討が行なわれました。「絶対音感」というのは、どんな音を聞いてもそれを音階名で認識できる能力のことです。基準音と比較しなくても楽器の音や歌声はもちろん、消防自動車のサイレンを聞けば「レの#からミに上がってだんだんドに降りてきている」とか、ガラスが割れた音は「ミとレの音でした」とか認識できる能力です。

興味深いことに、左の側頭平面の活動性は音楽を始めた年齢が低ければ低いほど、その活動性が高いことが分かりました。この領域の活動性は音楽活動の継続年数とはまったく相関を示しませんでした。このことは、絶対音感を身につけるのは早期教育が必要であり、大人になってから何年音楽をやっても、開始が遅ければ絶対音感は身につかないという知見を裏付ける結果となりました。

さらに、「絶対音感」の能力にも段階があるようで、それを確認するのには「ソルフェージュテスト」というものがあります。そのテストの成績と左の側頭平面の活動性との相関を調べたのですが、より高度の絶対音感の能力を持つ人ほど、左の側頭平面の活動性が高いことが示されました。

この研究で注目すべきは、左の側頭平面が「ウェルニッケの言語野」に相当するということです。「絶対音感者」は、音楽を「言語化」しているのかも知れません。幼児期から音楽の修練によって、音声言語的理解と書字言語的理解が同じ脳の領域で出会うことは、私たちの脳の可塑性を考えるのに際して興味深いことだと思います。

＊ Ohnishi T, et al. (2001). Functional anatomy of musical perception in musicians. *Cereb Cortex* Aug; 11(8):754-60.

「バッハ」を弾く脳

通常、PETや機能的MRIで検査をするときには、検査する人の姿勢を仰向けに保ち、頭部を微動だにも動かないように固定する必要があります。そのため「音楽をする脳」のブレインマッピングといっても、実際には音楽を聴いている脳の活動を調べることしかできませんでした。

セルジャン*は、注意深く考案されたユニークな方法で、「楽器を弾く」（すなわち能動的な音楽活動をしている）脳を解析しました。その方法は、対象者（プロのピアニスト）を通常のPETでの撮影の場合と同じように装置の中で仰向けの姿勢で、頭部をしっかり固定します。そして演奏者のお腹の上にキーボードを設置し、目の前にセットしたテレビのモニター画面に「バッハ」の楽譜を映し出し、この状態で楽譜の曲を演奏してもらったのです。こうすることでまず、セルジャンは演奏家が音楽を演奏する人の脳を撮影することを可能にしました。

セルジャンの卓越した方法論はこれにとどまりません。ただこの状態で脳を撮影しても、そこには「曲の演奏を聴いている脳」「楽譜を読んでいる脳」「キーボードを演奏している脳」という三つの脳の状態が同時に撮影されてしまいます。

そこでまずセルジャンは、「楽譜を読みながら演奏」している時の脳をPETで撮影し、これを「A＋B＋C」の状態と考えました。次に、曲がピアノで演奏されている録音を「聴いている」（曲を聴く）だけの時の画像を「A」の状態、さらに曲の「楽譜を読んでいる」（読譜）だけの時の画像を「B」とみなしました。

セルジャンは、このようにして得られた三つの画像データを使って「画像の引き算」を試みたのです。つまり、「楽譜を読みながら演奏」している時の脳の状態（A＋B＋C）の画像データから「A＋B」（曲を聴く＋読譜）の状態の画像データを取り去れば「C」（楽器を弾く）の状態の画像データだけが残ります。つまり、「音楽を作り出している脳」の状態を見ることが可能になるわけです。そこには「人が音楽を生産する」ために機能する脳の部位が示されているはずです。

この方法によって突き止められた「音楽をする脳」は、まず、「音階を聴いている」ときには、他人の弾く音階を聴く場合でも、自分が弾く音階を聴く場合でも、いずれも両側側頭葉にある聴覚連合野と左の上側頭回の領域の活動が認められました。ところが、単なる音階ではなく、バッハの曲を聴くときにはこれらの脳領域の活動に加えて、右の上側頭回も活動しました。

また、音楽を聴いたり、弾いたりせずに、「楽譜を読む」（読譜）だけの場合には、両側後頭葉の視覚連合野領域と左頭頂・後頭移行部が活動していました。これは側頭頂葉の縁上回が、視覚からの音符の情報と、聴覚からの演奏の情報を関連付けている働きをしていることを示唆しています。

さらに、「楽譜を見ながら曲を聴く」ときには、曲を聴くときの活動領域と楽譜を読むときの活動領域に加えて、両側頭頂葉の縁上回の活動が見られました。

そして、「楽譜を見ながら右手でキーボードを弾く」ときには、楽譜を見ながら曲を聴くときに活動する脳の領域に加えて、運動の計画や実行に関係する前頭葉や頭頂葉の領域が活動していることも分かりました。

セルジャンのデータを少し整理してみましょう。

[音階を聴く]……両側側頭葉聴覚連合野＋左上側頭回
[楽曲を聴く]……両側側頭葉聴覚連合野＋両側上側頭回
[右手で音階を弾く]……左運動野＋運動前野
[楽譜を読む]……両側後頭葉視覚連合野＋左頭頂・後頭移行部
[楽譜を見ながら曲を聴く]……両側側頭葉聴覚連合野＋両側上側頭回＋両側後頭葉視覚連合野＋左頭頂・後頭移行部＋両側頭頂葉縁上回
[楽譜を見ながらで右手で曲を弾く]……両側側頭葉聴覚連合野＋両側上側頭回＋両

側後頭葉視覚連合野＋左頭頂・後頭移行部＋両側頭頂葉縁上回＋左運動野＋運動前野

これらのデータから言えることは、「音楽をする」という行為は「楽譜を読む」「楽器を弾く」「音階（音色）を聴く」……といったように実にさまざまな感覚が必要とされ、脳のほとんどの領域が活動して行なわれていることが理解できると思います。すなわち、「音楽をする」ということは脳全体が活動してはじめて可能となるのです。

＊ Sergent J. (1992). Distributed neural network underlying musical sight-reading and keyboard performance. *Science* 257: 106-109.

音楽は「クオリア」の芸術である

「私は研究者として生涯を通じて、心は脳の働きで説明できることを、何とか証明しようと試みてきた。しかし、心の本体はまだ科学者の手の及ばない神秘だ」

（ワイルダー・ペンフィールド）

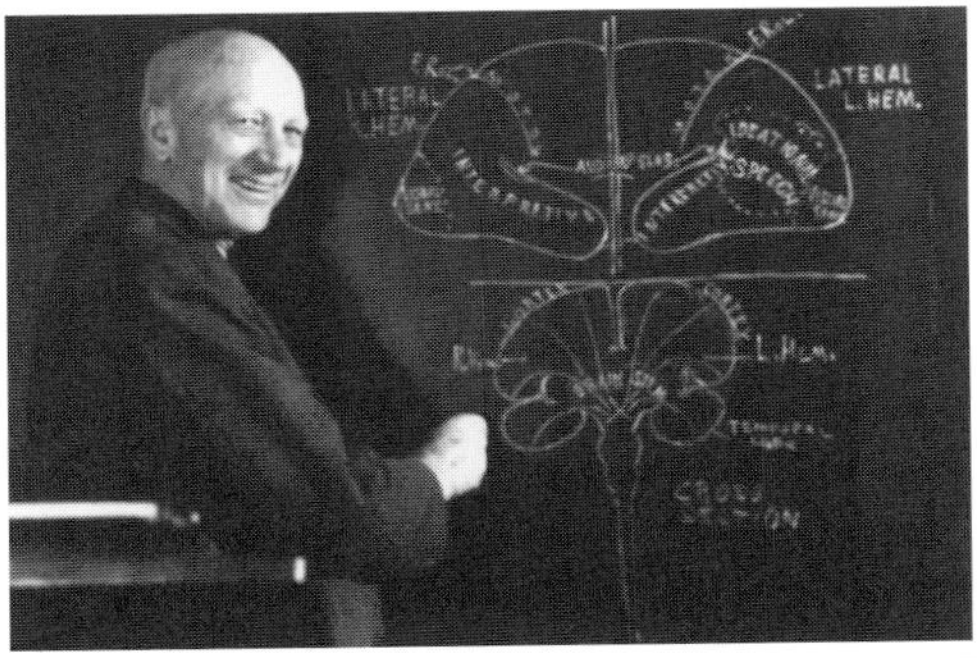

ワイルダー・ペンフィールド
(Montreal Neurological Institute 所蔵)

ペンフィールド*は「大脳機能局在論」の最大の貢献者の一人です。そのペンフィールドをもってしても、「心」を解明することはできませんでした。

音楽は「クオリア」の芸術です。音楽は言葉や大脳生理学的手法では説明はできません。音楽に触れたときに、その人の心に立ち上がる音楽体験が、その人の音楽の全てなのです。音楽の本質は、明確な意味を伝達できる言語表現を用いても、心を伝達できない人間の情念を人に伝え、共感させたり、気持ちを落ち着かせたり、揺り動かしたりできるところにあります。

音楽は論理的な言葉では説明できない性質をもつため、伝統的な音楽の解説には感情的あるいは文学的な比喩を用いて行なわれてきました。このことは言い換えれば、別の「クオリア」ということができます。

ホフマンはベートーベンの「交響曲第五番」を次のように言葉で解説しています。

「それまでの何か途方もないものがやってくるという胸騒ぎ、苦しみとおびえの元凶になっていた胸騒ぎを、この響きが、一気にはらしてしまう。雲のあいだから現れて明るく輝き、夜更けを照らしてくれるあの親しみのある姿のように、ここでテーマが登場する。」

小林秀雄は『モーツァルト』の中で音楽体験を次のように述べています。

「道頓堀を歩いている時に、突然モーツァルトの第四〇番交響曲の第四楽章が聞こえてくる。……」

音楽は論理的・科学的概念で著述することは不可能です。音楽を現実的に著述するには、音楽体験と同質な文学や美術を介して我々に立ち上がる「質感による比喩」を用いることによって、皆が納得する音楽体験の著述が可能となるのです。

小林秀雄は、私たち人間が生きていく上で出会う主観的体験・感動を切実に捉えて、科学的世界観と格闘して生きていました。音楽を「大脳機能局在論」のみで語ろうとするとき、私たちはガルの犯した過ちを再び犯すことになる——。そう考えています。

＊　**ペンフィールド**……ワイルダー・ペンフィールド（一八九一〜一九七六）アメリカ・ワシントン州に生まれ、一九二八年カナダのモントリオールに移る。一九三三年マギル大学教授となり、翌年モントリオール神経学研究所を設立。彼は癲癇の開頭手術の際、除去すべき皮質をみきわめるため、脳の表面をこまかく電気で刺激してその反応から脳表面の機能を調べ、大脳機能の局在を論じた。晩年、脳と心の関係を『The Mystery of the Mind』に著し、心は脳のどこかに局在しているわけではないと結論した。

第四章

認知音楽療法のメカニズム

私はこれまで　かつて一度は少年であり　少女であった
薮であり　鳥であり　海に浮かび出る物言わぬ魚であった……
（エンペドクレス）

脳の機能

「機能」の獲得

約四〇億年前に地球に誕生した生命は、環境の変化に適応しながら、寄り添うように進化をつづけてきました。そして進化の過程において数々の機能を獲得していきます。

「細胞」はその中心でした。進化とともに細胞もそれぞれに特有の働きをもつようになっていきます。酸素の分解や除去を担当するもの、呼吸・運動・情動といった原始的・本能的な機能を担当するもの、さらには思考などを司る「神経系」もゆっくりと進化を始めていきます。こうした多様な機能をもった「細胞」は、調和しながら生物としての形態を整えていきます。さらに進化し、大型化した生物では、脳や心臓、肝臓、腎臓、脳下垂体、そして生殖器といった「内部器官」を発達させ、一つの「統合体」として生存を図るようになっていきます。

それは同時に、さまざまな機能を順次備えていくことでもありました。食物の消化、心臓や血管系の拍動、栄養摂取、手足の成長、呼吸、睡眠と覚醒などを司る機能。光、音、香り、熱、材質といった外界の刺激を感知するための五感に繋がる器官を発達させていきます。さらには、感覚器官の認識に想像を加えるという「刺激の具体化」、記憶の中への認識の保存や書き込み、愛情や芸術といった高度な「内的欲求」の機能までをも獲得していきます。この機能の「統合」の頂点にあるのが「脳」です。

統合の頂点――「認知機能」

人間の脳は進化の過程で、他の生物に比べて特に「統合」の頂点にある脳の「認知機能」を発達させてきました。「認知機能」とは、一言で言うと「ものごとの捉えかた」であると言うことができます。

同じ情報でも人によって行動が違うのは、「その人のその時の状況（＝心身の状態）によるものの捉え方」が影響しているからです。つまり、その人の判断と行動にもっとも大きな影響を与えるのが、「もの（ごと）の捉え方＝認知」ということになります。「認知機能」とは、情報を収集することを意味しているのでなく、「情報処理」をすることを意味しています。つまり、認知機能とは「自己の生存にとって最適な行動を取れるように外部の環境や自分の心身の状態に気づく機能」ということになります。

「認知機能」のメカニズム

「前頭前野」が中枢

ヒトの前頭葉の運動野の前方は「前頭前野」（図3参照）と呼ばれ、「認知機能」の最高中枢であると考えられています。というのは、前頭前野に全ての情報が集まってくるからです。

五感で入力された感覚情報は、色づけされて前頭前野に上がってきます。例えば、視覚情報は後頭葉の視覚野から側頭葉へ伝わって「何が」という情報（物体の形状）の認識の「意味」を帯びます。また「どこに」という視覚情報（物体の動き）は、後頭葉から頭頂葉に伝わり、認識の意味を帯びます。そして「何が」と「どこの」という情報は、最終的には前頭前野に到達して統合されます。

下位の情報処理ステーションから上位の情報ステーションへの脳内の情報の流れを「ボトムアップ」と呼びますが、これらの感覚系の情報は最終的には前頭前野まで「ボトムアップ」されます。

前頭前野に上がってくる「情報」は五感に起因した感覚情報だけではありません。「好き・嫌い」とか「快・不快」といった「情動」の情報も上がってきます。前頭前野は記憶や情動のネットワークとも密接に結びついているからです。

もう一つ、前頭前野には重要な機能があります。情報のターミナル・ステーションであるだけでなく、ここに集められたあらゆる情報を元に、統合・分析・判断して、「いかに行動すべきか」が計画され、「指令」がなされる場でもあるのです。すなわち「トップダウン」（意志決定）の指令を下す働きも担っているのです。

五感・記憶・情動の情報が「ボトムアップ」されて前頭前野に流され、ここで統合・分析されて、いかに行動すべきかが計画されて「トップダウン」の指令が出される。この一連の脳の情報処理機能のことを「認知機能」と呼ぶのです。そして、この認知機能が働く場が「前頭前野」なのです。

行動の決定に影響を与える「ワーキングメモリ」

前頭前野の認知機能に関するオペレーションシステムは従来、「ワーキングメモリ」と呼ばれてきました。「ワーキングメモリ」は、日本語では「作動記憶」と訳されますが非常に誤解を招きやすい訳語です。

「ワーキングメモリ」とは、単なる「記憶」ではなく、人間のその時の行動の決定に影響を与える「記憶」である――といったほうが正確な表現です。したがって、いくらその人に記憶されている事柄でも、その時の判断や行動に影響を与えなかった情報は「ワーキングメモリ」とは呼びません。人間が意識的な認知機能に基づいて行動を起こす際に必要な記憶と現実に働くシステム自体を「ワーキングメモリ」と呼ぶべきです。「ワーキングメモリ」は単なる「作動記憶」ではなく、認知機能のオペレーションシステムであり、その最高中枢が「前頭前野」なのです。

私たちは、時々刻々と変化する環境の中から、その時点でもっとも行動目的にあった情報を選択的に取得し、的確な行動を導くためワーキングメモリを駆使して「情報処理」を行なっているということができます。

「記憶」とは内的表象の保持

生命のあるものは、好む好まざるとに拘わらず常に変化します。しかしこれまで、その変化が脳のどこで起こり、どのような変化なのかは分かっていませんでした。

イスラエルの神経生物学者であるヤディン・ドウダイによれば、「記憶」とは「経験に依存した、内的表象の保持である」と述べています。

アメリカの心理学者、カール・ラシュレイは、「動物の記憶は、脳内の特定の場所に記憶痕跡として貯蔵されている」と考えました。そこで彼は、動物に特定の学習課題を教え、脳のさまざまな領域を除去して記憶が保存（貯蔵）されている場所を見つけようと実験を繰り返しました。しかし、彼はついにそれを見つけられませんでした。

ラシュレイがなぜ失敗したかは、後に明らかになります。それは動物の記憶が大脳皮質の局所の収納箱の中に貯蔵されているのではなく、複雑で壮大な脳内の神経回路のネットワーク自体に貯蔵されていたことが判明したからです。

「私たちの記憶の基盤には脳内の神経回路に変化があり、それらの変化を安定させ、時を越えて持続させるのが記憶の本質である」――。それが現在の大多数の神経科学者の見解です。つまり、記憶や学習による私たちの脳の変化は、私たちの脳の神経回路のネットワークの変化であるということを意味しています。

そして、私たちの脳の神経回路のネットワークは、神経細胞と神経細胞の間にある「シナプス*」によって構成されています（図9）。「シナプス」は、神経細胞から神経細胞へと情報を「伝達」する役割と同時に情報を「遮断」する機能（神経細胞同士の情報の伝達のされる様式に変化をつける機能）をもっています。つまり、脳内の神経回路のネットワークはシナプスの働きに大きな影響を受けているのです。「記憶する」

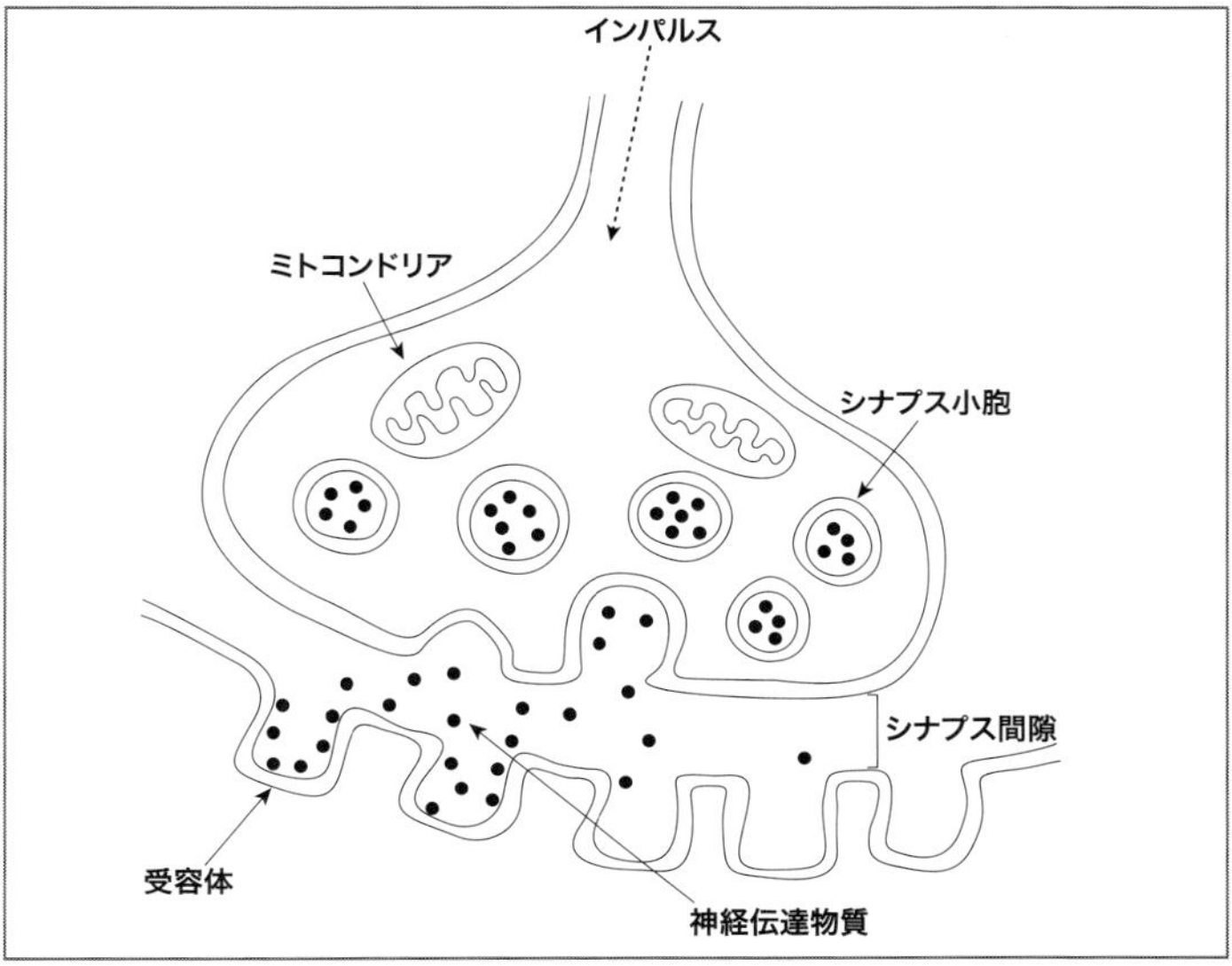

図９ シナプスの構成

とは、脳のネットワークを学習によって変化させることであり、それは神経細胞が神経細胞と接続している間にあるシナプスに変化が起きることを意味します。

＊シナプス……神経結合部ともいう。情報を送る側をシナプス前細胞、それを受け取る側をシナプス後細胞とよぶ。両者の間にはシナプス間隙という20～50ナノメートルの間隙がある。シナプス前細胞にあるシナプス前膜にシナプス小胞が癒着し、神経伝達物質をシナプス間隙に放出する。これをシナプス後細胞のシナプス後膜にある受容体が受け止める。

「ニューロン」の発見

脳の最小単位である神経細胞は「ニューロン」[*1]と呼ばれます。ニューロンの特徴は、軸索[*2]と樹状突起[*3]という神経線維によって他の細胞と接続して「ネットワークを形成」することです。

神経細胞と神経細胞の接続は、軸索と樹状突起にある「スパイン」と呼ばれる小さな突起で接合されています。そして、この間のことを「シナプス」と呼んでいます。「シナプス」は、ギリシャ語で「接合・結合」を意味します。実際に一つのニューロンが他のニューロンに情報を伝達する場所であっても、直接的には接触していません。細胞と細胞の間にはシナプス間隙という「隙間」があります。このシナプス間隙の距離は、およそ二〇ナノメートル。髪の毛の五〇〇〇分の一ほどしかない非常に狭い隙間です。隙間は電気的には完全に絶縁されていて、電気信号はシナプスを通過することはできません。神経細胞の細胞体から軸索までは、「活動電位」という電気現象によって情報が伝達されるのですが、軸索から次の神経細胞の樹状突起には「シナプス」という壁があることになります。

かつて、イタリアの解剖学者のカミーロ・ゴルジは、「脳とは独立した細胞からで

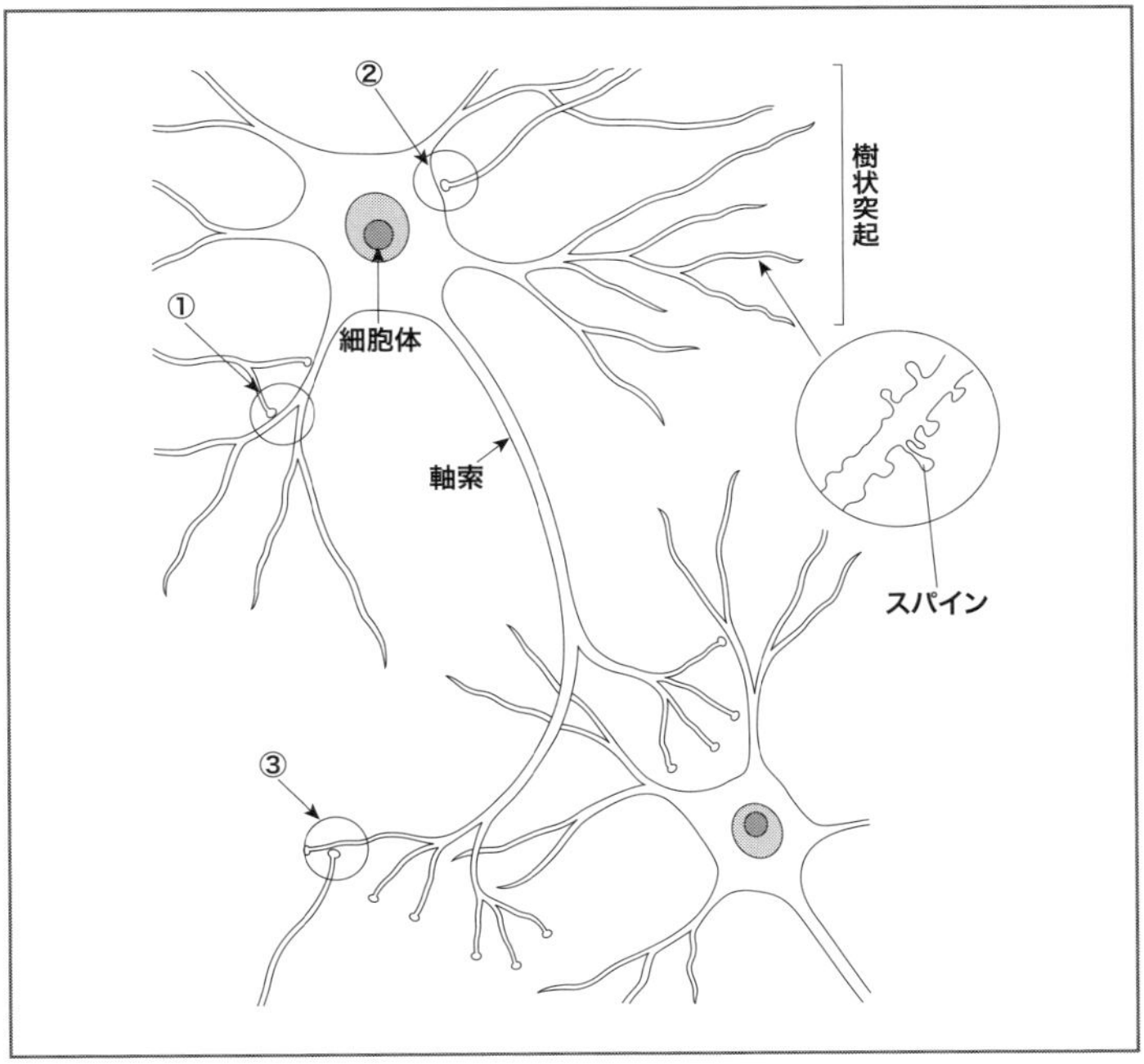

図 10 ニューロンとシナプス
シナプスには、①軸索と樹状突起の間で作られるシナプス、②軸索と細胞体の間で作られるシナプス、③軸索と軸索の間で作られるシナプス、の３つのタイプがある。

きているのではなくて要素が網状に繋がったものである」という「網状説」を唱えました。光学顕微鏡しか存在しなかった二十世紀初頭までは、このシナプスの隙間については理解されていなかったのです。

この「網状説」に挑戦したのが、スペインの神経解剖学者、サンチャゴ・ラモン・イ・カハールでした。カハールは、脳組織を正確かつ緻密に観察しました。その結果、神経細胞同士の連絡は、物理的に連結しているのではなく、不連続であり、わずかな隙間を残して連絡し合っていること、樹状突起は他の神経細胞の軸索終末と連結するアンテナのようなものであること、そして軸索は細胞体の情報を他の神経細胞に伝える位置にあることを見いだしました。この発見は、現代でいう細胞体と軸索、樹状突起が一つのニューロンと呼ばれる機能ユニットである――という「ニューロン説」の先駆でもありました。

「ニューロン説」が「目に見える」形で証明されたのは、一九五〇年に「電子顕微鏡」が発明されたことによります。電子顕微鏡によって、神経細胞から出ている神経線維・軸索は隣りの神経細胞と直接物理的に接触していないことが分かったのです。細胞と細胞は狭い隙間によって隔てられていることが「見えた」瞬間でした。この隙間こそ「シナプス間隙」と呼ばれるもので、脳はこれを超えて仕事をしていたのです。

＊1　**ニューロン**（神経細胞）……情報処理用に進化した細胞。神経細胞の基本構造は細胞核のある細胞体、他の細胞からの入力を受ける樹状突起、他の細胞に出力する軸索によって形成されている。大脳には約一五〇億個のニューロンがあると考えられている。これは1㎣あたりでは一〇万個のニューロンが存在することになる。さらに小脳には一〇〇〇億近いニューロンがあると考えられている。ニューロンには星状、錐状、顆粒状など形とその機能が異なるものがある。

＊2　**軸索**……細胞体にある軸索小丘という部分から長く延びている突起状の構造で、先端で枝分かれをしている。細胞体で起きた電気的インパルス（活動電位）が軸索の末端に伝わり、そこにあるシナプス小胞から神経伝達物質が放たれる。これが他のニューロンへの信号の出力となる。軸索の長さは、1㎜未満のものから、脊髄中にまで伸び1ｍ以上になるものまである。

＊3　**樹状突起**……細胞体から複雑に枝分かれして広がる突起構造。他の神経細胞などから信号を受け取る働きをする。樹状突起の形状はニューロンの種類によってことなる。樹状突起の上にはしばしば小さなとげ状の隆起である棘突起（スパイン）がみられる。この棘突起も軸索末端と同様にシナプス部位として機能する。

脳の「情報伝達」の仕組み

では、「シナプス」ではいったいどのような仕組みで「情報」が伝達されているのでしょうか。
「シナプス」での情報の伝達の最大の特徴は、「神経伝達物質」と呼ばれる「化学物質」によって行なわれていることです。「軸索」の先端にある「シナプス小胞」にはグルタミン酸やアセチルコリンといった「神経伝達物質」が詰まっていて、その場所に電気信号がくると神経伝達物質が放出され、情報が伝達される仕組みになっています。
「神経伝達物質」には、神経を興奮させる作用のある神経伝達物質、神経細胞の興奮を抑制する働きがある神経伝達物質など、一〇〇種類以上あることが分かっていいます。この一〇〇種にもおよぶ神経伝達物質が、複雑なバリエーションを作り出しているのです。

例えば、「アルツハイマー病」では脳内物質（神経伝達物質）である「アセチルコリン」の機能低下が知られています。「うつ病」では「セロトニン」の機能が低下していることが知られています。

つまり、私たちの考えや心を形成する認知機能・記憶を含めた神経回路のネットワークの働きは、この「脳内物質」の働きによって決定づけられている――。これが脳のなかで行なわれる情報伝達のメカニズムです。

「脳の変化」の本質

私たちの「脳の変化」の本質は「シナプス」の変化です。シナプスとは、ニューロンとニューロンが情報を伝え合う接点です。接点といっても、実際には前ニューロン(情報の送り手)の軸索と後ニューロン(情報の受け手)の樹状突起、の間にある「隙間」です。この隙間で化学物質のやり取りをすることがニューロンの情報伝達方法です。ですから、単に「シナプス」と言う場合には、「ニューロンとニューロンの結びつき」と捉えていいでしょう。

何かを学習したり、記憶するということは、シナプスの結合を強めたり、新しい結合を形成することです。

情報を伝えるためには、送り手のニューロンはある一定のレベル(「閾値」といいます)以上に興奮しなければなりません。「閾値」を超えるとニューロンは「発火」します。「発火」といってもそれは「インパルス」(活動電位)という電気信号が、ニューロンの本体である細胞体に生じることです。この電気信号は軸索の末端へと送られます。そして、信号を受けた軸索の先端が、「化学物質」の信号としてシナプスに放出します。

受け手のニューロンは、樹状突起や細胞体でこの化学信号を分子の形でキャッチします。そして、この化学物質がある量を超えて蓄積されると、細胞体が発火を始めます。

以上が、ニューロンの情報伝達のメカニズムの概略です。

ちなみに、一つのニューロンの持つシナプス数は平均一万個、成人の大脳皮質にあるニューロンの数は約一五〇億個、細胞体から軸索への電気信号の伝わる速度は早いもので秒速六〇メートル――。人間の脳のネットワークはまるで宇宙のような壮大さです。

このシナプスは働けば働くほど、つまり刺激を受けて反応すればするほど情報の「伝達効率」が上がったり、新しい「結合」が増えたりします。反対に、使われないシナプスの伝達効率は下がりますし、失われることさえもあります。

こうしたシナプスの性質のことを「シナプスの可塑性」と言います。シナプスの可塑性とは、シナプスも経験によって学習・変化すること、と言っていいでしょう。

「認知音楽療法」の神経生理学

「ヘッブの法則」

こうしたシナプスの性質の理解に大きく貢献したのが「ドナルド・ヘッブ」です。「ヘッブの法則」と呼ばれる理論は、「学習理論」の神経生理学的な根拠でもあり、一方で「ニューラルネット」などの学習するコンピュータの分野でも広く応用展開されています。そして「認知音楽療法」にとっても、「ヘッブの法則」は治療効果を裏付ける神経生理学的根拠となります。

「ヘッブの法則」の基本となる考え方は、「同時に興奮するニューロン同士の結びつき」——つまり、シナプス結合の「強さ」(連合性強度)がより強くなることを意味します。

また、ヘッブはシナプスには「連合性」があることにも気がつきました。これは複数のシナプスが同時に信号を発すると閾値以下の信号も伝えられるということです。さらにAというニューロンが、Cというニューロンに信号を送れるような強いシナプス結合を持っていなくても、Cと信号をやり取りできるBというニューロンに、同時に信号を繰り返し送ると、単独でCに信号を送れるようになると考え、現在はこの考えも正しいことが分かっています。

さらにヘッブは、「記憶」は複数のニューロンがグループとなって一斉に活性化することを繰り返すことによって「形成」されると考えました。このグループを「細胞集団」と呼びます。そしてこの細胞集団を形成するニューロン間の相互の結びつきが十分強くなれば、やがてその一部だけが刺激を受けても細胞集団全体が「活性化」すると考えました。

ヘッブのこの考えは、すっかり忘れていたことを何かのきっかけで思い出したりする現象や記憶が基本的には徐々に失われていくという性質をうまく説明してくれます。このようなシナプスのメカニズムは、シナプス結合によって構築されるニューロンのネットワークを発達させ、さらには回復・改善させるには同時に多種類の刺激を用いることが有効であることを示唆しています。

脳を活性化させる「認知音楽療法」

だとすれば、「音楽」はうってつけの刺激であり、手段と言えるでしょう。なぜなら、音楽は「音色」という聴覚刺激、「リズム」という振動覚刺激、「楽器に触れる」という触覚刺激といった刺激を同時に外部から脳に送ることができるからです。

また、楽器を自分で弾いたり、声を出したりという運動によって、からだ自体が生み出す刺激が脳に伝わります。

さらには、こうした物理的な刺激だけではなく、音楽の特徴や音楽と結びついた「記憶」によって引き起こされる「情動」や、記憶としての「匂い」や「痛み」、「快感」などによって脳の内面から沸き起こるさまざまな興奮も刺激となって脳に作用します。

また楽器の種類によって、その「テンポ」(速さ)、「トーン」(音色)、「ピッチ」(高低)、「メロディ」(旋律)を自在に変化させることも容易に可能です。

時々刻々と変化する脳の状態やシナプスの改善度に合わせて、より効果的な刺激を強調することや新たに加えることができる——。これが「認知音楽療法」における有用性と神経生理学的な根拠となります。

「快」の原則

音楽と情動との関係の研究は壮大なテーマです。「感情の科学」の第一人者であるアイオワ大学のA・R・ダマシオ博士は二十四歳から四十二歳までの被験者に、「自分がとても幸せだったと思うエピソード」を想い起こしてもらいました。そして、そのとき脳の中でどの部分が強く活動しているかを「PET」を用いて測定したのです。その結果、幸せを感じているときには「前部帯状回」が強く活動していることが分かりました(『ネイチャー・ニューロサイエンス』二〇〇〇年一〇月)。これは、「前部帯状回」が「快」という情動の影響を受けるということを示唆しています。

また、S・ブラウンは『ニューロレポート』という科学雑誌に、音楽家でない人にそれまで聴いたことのない曲を聴かせ、PETで測定した結果を発表しています。それによれば、曲を聴いて「感動」を覚えた人の脳では、「聴覚領」だけではなく、「海馬」や広い範囲の大脳辺縁系に加えて前頭葉の「帯状回」において「脳血流量」が増加したと述べています*。

こうした研究は、「快」の情動を起こさせるような「音楽」は「前部帯状回」や「海馬」の活動を活発にすることを示唆しています。「前部帯状回」は、注意や問題解決、認知的不協和のコントロールなどの重要な認知機能に関わっており、「海馬」は記憶の形成を行なう場所です。

つまり、その人にあった「快」の音楽は、その人の脳機能や記憶を改善できる可能性がある——。

＊ Brown S, et.al. (2004). Passive music listening spontaneously engages limbic and paralimbic systems. *Neuroreport* Sep 15(13): 2033-7.

情動のネットワーク

大脳辺縁系は、「扁桃体」「海馬」「脳弓」「視床下部」「帯状回」などによって構成されています。「扁桃体」は、快か不快かを判別する「情動」の中枢ともいうべき脳組織です。「海馬」は、「記憶」の形成に関係している組織です。「脳弓」は、読んで字のごとしで、弓の様な形をして扁桃体、海馬と視床下部の橋渡しをしています。「視床下部」は、環境に適応するための自律神経系や代謝機能やホルモンの調節の中枢です。

「扁桃体」と「視床下部」は大脳皮質を介さずに直接繋がっているため、「扁桃体」の情動の情報は「視床下部」に直接伝わります。怖いものを見て、胸がどきどきするのは「扁桃体」と「視床下部」との連携プレーによります。この連携があってこそ、動物は怖いものに対して考えるよりも素早く身体で防御反応を示すことができるのです。

さらに、大脳辺縁系は大脳新皮質にも密接に繋がっています。外界からの五感の情報も大脳辺縁系のネットワークに繋がります。私たちが体験したことが「快か不快

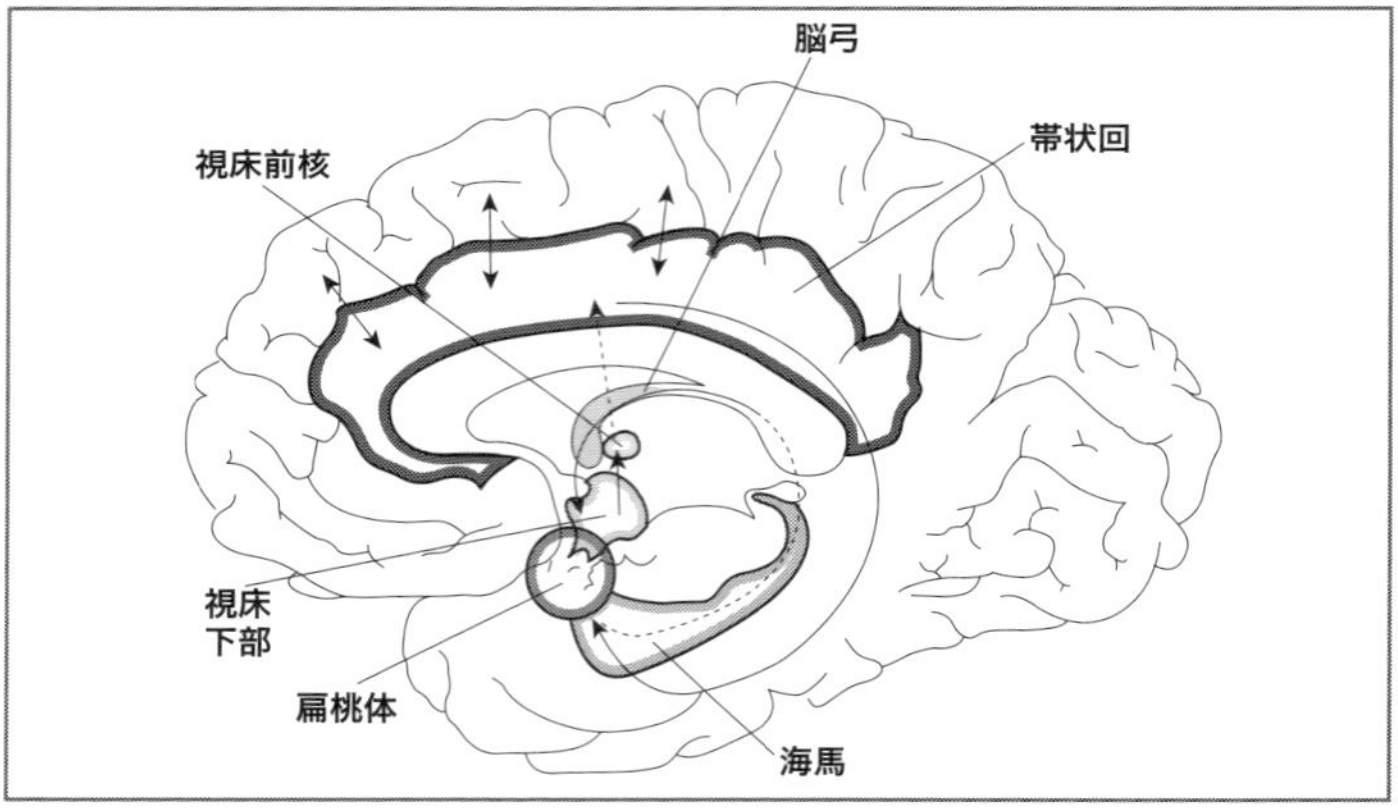

図11 情動の回路
矢印は大脳辺縁系の各部位がどのように影響を及ぼしているかを示す。新皮質と大脳辺縁系は帯状回を通して互いに影響を与え合うことで、情動表出と情動体験を結びつけている。視床下部は視床前核を通して帯状回に、帯状回は海馬・脳弓を通して視床下部に影響を及ぼす。

か」といった情動的な色彩を帯びるのはそのためです。

さらに大脳辺縁系は「帯状回」などを通じて「前頭前野」にも繋がっています。統合・分析・判断・企画などの前頭前野の認知機能に情動も影響してくるのはこのネットワークが関与しているのです。

「スピンドルニューロン」の発見

ニューヨーク・マウントサイナイ医科大学のパトリック・ホフ博士は、ヒトやチンパンジーなどの類人猿にだけ前部帯状回に「スピンドルニューロン」という大きな神経細胞があることを発見しました（『米国科学会紀要』一九九九年四月）。

それによれば、㈠スピンドルニューロンは前頭前野が発達した類人猿にしか存在しないこと。そして人間でもっとも発達していること。㈡スピンドルニューロンが前部帯状回で見つかったことは、前述のダマシオの研究で人間が幸せを感じている中枢が前部帯状回に存在することが判明したことから、「スピンドルニューロン」が「幸せのニューロン」である可能性があること。このことが事実だとすると、私たちの「幸せになるためにどう行動したらよいか」という「認知機能」は「スピンドルニューロン」の影響を強く受けていることになります。

「快感神経」――「A_{10}神経」

「前部帯状回」が「人間の幸せ」に関係している中枢の可能性があるということはすでに述べた通りです。しかし、人間は「前部帯状回」だけで幸せを感じているのではないことも最近の研究から分かってきました。それが情動との関わりをもつ「快感神経」と呼ばれる「A_{10}神経」の存在です。

「A_{10}神経」とは、中脳に左右二列（AとB）に並んだ神経核の外側（A）の下から「10番目」の神経核のためこう呼ばれています。「A_{10}神経」が活動すると「気持ち良くなる」ことから「快感神経」とも「快楽神経」とも呼ばれています。
「A_{10}神経」は、中脳の腹側被蓋野に神経核を持ち、「視床下部」「扁桃体」を通じて前部帯状回、前頭前野にまで達しています。「視床下部」には、食や体温や性に関係する中枢があり、これらが充足されると「A_{10}神経」が働いて満足感や快楽がもたらされると考えられています。つまり、「A_{10}神経」が作動し、快楽を得ることによって「ドーパミン*」が分泌され、その結果、前部帯状回や前頭前野が活性化されて「認知機能」が高まり、創造的になると考えられるのです。

一方で、「A_{10}神経」と前部帯状回は神経ネットワークで繋がっていますから、この「A_{10}神経」を刺激することで「ドーパミン」の分泌を促し、前部帯状回、前頭前野を賦活させるという方法も考えられます。つまり、「快」の音楽によって「A_{10}神経系」を刺激するのです。その結果、前部帯状回、前頭前野を賦活させて「認知機能」が高まることが考えられるのです。

また、「A_{10}神経」は大脳基底核や大脳辺縁系の嗅脳・側坐核にも連係しています。とくに「側坐核」は「脳内麻薬物質」に似た「ＴＲＨ」(甲状腺刺激ホルモン)と呼ばれるホルモンを分泌し、脳を活性化し、覚醒させます。このため側坐核は「やる気中枢」とも呼ばれています。側坐核が「A_{10}神経」と繋がっているということは、「快」の音楽によって「やる気」あるいは「意欲」をあげていくことが可能であることを示唆しています。

ところで、「A_{10}神経」には大変興味深い特性があります。通常、神経系は過剰に反応しないように「フィードバック機構」という機能を有しています。「フィードバック機構」とは、Aから刺激を受けてBが活性化される場合、Bが必要以上に活性化されないよう、化学物質が放出されてAを抑制する。つまり、これ以上Bを刺激しないような巧妙な調節機能を持っているのです。

ところが不思議なことに、この「A_{10}神経」と前頭葉の間ではフィードバック機構が機能しないのです。そのため「快感」が続く限り、際限なく前頭葉を活性化させることができてしまうのです。

もしかすると、これは人間という生き物が、単に物理的に満たされたり、肉体的な快楽を得ることよりも、何かを達成することや創造することに強い喜びを感じたり、無私無償の行為に強い興味を覚えることとも関係があるのかも知れません。

愛や喜びといった「快」の情動研究は、ようやく端緒についたばかりです。しかし、音楽が「快」という情動を呼び起こすことに誰も疑いを挟むことはないでしょう。ただ、科学的な根拠となるデータが少ない。しかし、「快」の刺激が脳を賦活させるメカニズムも明らかになってきました。

「快」の脳メカニズムから、もう一つの「認知音楽療法」の方法論が見えてきます。それには二通りあります。一つは、音楽的な刺激や音楽の療法的行為によって、「快」の情動によって動機づけられた能動的な行動を引き出すこと。もう一つは、音楽を取り込んだ活動を通して、情動と前頭葉を相乗的に働かせ、「認知機能」の向上をはかることです。

＊ドーパミン……神経伝達物質としての作用をもち、記憶・情動に大きな影響力があり、快感・多幸感を与える。

「認知音楽療法」のメカニズム

「認知機能」とは

「認知機能」とは、「自己の生存にとって最適な行動を取れるように外部の環境や自分の心身の状態に気づく機能」です。

「最適な行動を取るための機能」とは、視点を変えて言えば、「自己の幸せや満足を満たすための機能」と言うこともできます。したがって、この認知機能がうまく働かないと私たちは幸せに生きることができにくくなってしまいます。

この認知機能の司令塔ともいうべき脳の部位は、「前頭葉」です。そして、そのなかでももっとも高度に発達した部分が「前頭前野」だと考えられています。「前頭前野」は、眼や耳などの五感を通して入ってくる外界からの感覚情報を受け止め、私たちが幸せになるためにいかに行動したらよいのか、という運動情報を「統合・分析・判断・計画・実行」します。したがって、前頭前野は「感覚情報処理」と「運動情報処理」の最高中枢であると言えます。

この認知機能はさまざまな病気やケガ、高齢化などが原因で、その機能が低下したり、損なわれたりします。そして、この認知機能を音楽によって回復、改善しようというのが「認知音楽療法」です。

認知音楽療法のユニークさ、有効性は認知機能の脳神経的な基盤と、そこから生まれるメカニズムにあります。

「認知機能」の司令塔は、脳の「前頭前野」にあると述べました。この前頭前野は、記憶や感情の中枢とも密接にネットワークしています。これは私たちの下す判断・行動が私たちの「記憶」（経験）や「感情」から大きな影響を受けることを意味しています。

しかも、影響はそれにとどまりません。よく「認知スタイル」などという言葉も用いますが、私たちの認知機能は遺伝と成長によって培われた性格や過去の経験、知識、現在の生活環境・ライフスタイルといった要因によって培われ、影響を受けているといっても過言ではありません。

このことは、認知機能を回復しようとするときには、問題を抱えた脳の中だけに注目するのではなく、その脳の所有者である「個人」がどういう人間かを理解し、それを踏まえてその人の認知機能の特徴をつかみ、その脳に合わせた治療・ケアを考えなければいけないということを意味します。だからこそ、音楽が認知療法のすぐれた手段となることが期待できるわけです。

音楽の与える影響

それにしても音楽のもつ力は深甚であり、壮大です。音楽は大地の息吹であり、大空の歌声にも似ています。それは、自然にも「リズム」があるからです。古代社会では、音楽が病気治療（シャーマニズム）に用いられました。それは、「強力なリズムの連打は悪霊を追い払う」という意味からでした。

そして音楽には「規則性」と美しさがあります。それは「宇宙との調和」を意味します。人々は「精神のカタルシス」として音楽を用い、「魂との調和」を図ろうとしてきました。

音楽は生命活動そのものです。「緊張と弛緩」を繰り返す心臓の鼓動にも似ています。人々が「音楽による癒し」を求めるのはなぜでしょう。「快い音楽」には生命力を賦活させる力があるからです。三〇分の快い音楽は適量の「精神安定剤」と同じ効果があるのかもしれないのです。

音楽は人々に深い感動を与え、安らぎを与えるかと思えば、隣人を苛立たせてしまうこともあります。そして、幼子を眠りに誘いもすれば、男たちを戦場へと駆り立てもします。懐かしい音楽は「記憶」を回想させ、人間性を取り戻すのに役立ちます。

音楽には、民族音楽からクラシック音楽まで、広いジャンルがあります。ポピュラー音楽もありますし、映画音楽もあります。ロックもあれば、ソウルもあります。日本では雅楽、歌謡曲、浪曲といった音楽が加わります。

では、どのジャンルのどの音楽が聴く人にどのような印象と影響を与えるのでしょうか。ここで述べる感想は一般的なもので、個人差があることは承知してください。

「グレゴリオ聖歌」は、自然な呼吸のリズムを使って、私たちにくつろぎと広々とした感じを作り出してくれます。また、ゆっくりした「バロック音楽」は、私たちに秩序、予測性、そして安心感を与え、精神に刺激的な、勉強や仕事の環境を作り出してくれます。ハイドンやモーツァルトなどの「古典派音楽」は、その優雅さと透明感が集中力や記憶力、空間の認識力を高めてくれます。

教会の賛美歌、ゴスペル、霊歌などの「宗教音楽」は、深い安らぎと、宗教意識をもたらします。「宗教音楽」には痛みを超越し、そして和らげるのにも驚くほど有効な場合さえあります。

一方で、「ポピュラー音楽」や「カントリーウエスタン」は、その軽やかさが感情に訴えかけ、心もからだも軽快にしてくれます。「サンバ」や「サルサ」「ルンバ」といった南米の音楽は、その生き生きとしたリズムとビートで人々を魅了し、聴く人々を能動的にする力があります。心臓の鼓動は速まり、息は弾みます。「サンバ」には、神経を鎮めると同時に覚醒させるという希有な力があると言われます。

私たちにもっとも身近な「歌謡曲」は、グループアイデンティティのシンボルであり、グループへの帰属感をもたらします。また、唱歌、童謡、軍歌、民謡、流行歌といった音楽は、日本の民族的感覚を覚醒・回想させ、社会的共有性を強化・定着させるのに有用です。こうした音楽は、コミュニケーションを図り、心の安定につながります。

脳内の「音楽ネットワーク」

音楽を聴くというのは「脳で聴く」ということです。音楽は耳で聴いていると思われがちですが、実は脳で聴いているのです。では、音楽はどのような経路で脳に届くのでしょうか。

まず、音楽は耳の入り口である外耳を通って「内耳」に入ります。「内耳」から入った音楽は、初めに両側大脳の「ヘシュル回」と呼ばれる側頭葉の部分に到達します。このヘシュル回は、古典的には側頭平面と言われていました。それはサルなどの類人猿では脳のこの部分にシワがなく、平面状であることに由来しています。しかし、私たち人間では大脳皮質の体積を増やすためにか、この部分に溝ができて「脳回」が形成されました。この「脳回」が「ヘシュル回」です。「ヘシュル回」に至った情報（音楽）は、聴覚連合野や島回にネットワークされ、さらには記憶の海馬や、情動の扁桃体、帯状回へとネットワークされます。

以前、私は「音楽が脳のネットワークにどのような影響を与えるか」について、調べたことがあります。「遷延性意識障害」を持つ患者さんに音楽を聴いてもらい、このときの脳の活動を「ＳＰＥＣＴ」を用いて調べてみたのです。すると、障害になる前に好んで聴いていた音楽を聴くと、患者さんの側頭葉と左右の前部帯状回で「血流量の増加」が起きることが認められました。この結果は、「好きな音楽を聴くと脳の血流量が増える」ということを意味しています。

「前部帯状回」は人間の感情にとどまらず、注意や記憶などの高次脳機能、さらには意識の形成にも関与していると考えられています。また、幸せを感じているときには前部帯状回が活性化されており、「前頭前野」の働きも亢進しているという報告もあります。

こうした変化は、音楽によって前部帯状回の脳血流量を増加させることで、注意力などの認知能力や意欲を亢進させることができる可能性を示唆しています。

残存する「音楽脳」を活かす

前にも述べましたが、昔から「音楽をする脳はタフ」であることは、多くの臨床神経科医に知られていました。例えば、脳梗塞になったときに「左脳」に損傷を受けると、「言葉を理解できない」「上手にしゃべれない」という「失語症」の症状が出ることがあります。

ところが、失語症の患者さんの「音楽機能」に注目してみると、「言葉は出ないが歌は歌える」「言葉は理解できないが音楽は楽しめる」という人がたくさんいます。この事実は、音楽する脳のネットワークは言語のネットワークとは異なり、非常にタフだということを示しています。

「認知音楽療法」の重要な治療戦略は、この「音楽する脳」のタフさを利用し、残存する脳機能をベースにして、脳の機能を回復・改善させていくことにあります。そのステップとしては、まず音楽を用いて音楽に反応する機能――すなわち残存している脳の機能を見つけ出します。次に、この残存している脳機能と機能を構築するニューロンのネットワークを足がかりに、その他の脳機能の拡大を図るのです。この方法論を裏付けるのが脳のシナプスのもつ性質です。

「機能的ＭＲＩ」で見る前頭前野の機能

では、「前頭前野」がどのようなときに活発に働いているか――。それを「機能的ＭＲＩ」を用いた最近の報告から見てみましょう。
① 物事に集中するとき（集中）

②いくつもの事がらから一つのことを選択するとき（注意）
③世の中にない新しいものを創造するとき（創造性）
④物事を覚えていようとするとき（ワーキングメモリ）
⑤やる気や意欲を持つとき（自発性）
⑥人の顔の表情を見たり、電話の声を聴いただけで、その人が怒っていることを判断するとき（社会性）
⑦誰かを言葉や暴力で傷つけたり、人のものを盗んだり、反社会的なことをしたとき（社会性）

――こういった条件下にあるときに「前頭前野」が活発に働いているのが分かりました。

これらのデータを総合すると、前頭葉の高次脳機能とされる人間の意欲や自発性、集中、注意、判断、分析や社会性などは「前頭前野」が担っているということになります。

一部の研究者には、この前頭前野に「自己がある」とか「心がある」と主張する人もいます。確かに、前頭前野は「人間らしさ」に関係する重要な中枢ではあることに違いありませんが、前頭前野のみに特有の脳機能が局在しているわけではなく、他の領域の脳とネットワークして、総合的に連動して働くことによって、「自己」や「心」が付随してくる――。そう考えたほうが、より本質に近いと思います。

「前頭前野」に働きかける「認知音楽療法」

いずれにせよ、「前頭前野」が人間の「認知機能」にとって重要な働きをしていることは間違いありません。しかし、脳の全ての局在がそうであるように、この前頭前野も単独では機能できません。前頭前野は、感覚、情動、記憶などを司る脳の各機構とネットワークを形成し、これらの機構から「ボトムアップ」で情報を受け取っています。ですから、情動系で「不快」なストレスを認識すると、その情報は前頭前野の働きを低下させてしまいます。反対に「快」の情報は前頭前野の働きを高めます。

前述した「快楽神経」と呼ばれる「A_{10}神経」は、情動が発生する場所と考えられる「扁桃体」と高度な認知機能を司る「前頭前野」をネットワークさせる神経であるとも考えられています。

ですから、「快」の情動を生み出すような音楽刺激を使って、まず情動系に働きかけ、「やる気」や意欲を喚起しつつ、さらには前頭前野の認知機能システムにも働きかけるという二段構えの作用も「認知音楽療法」では期待できるのです。

「記憶システム」への音楽の作用

喜怒哀楽のような情動に関係している「扁桃体」は、記憶の中枢である「海馬」のすぐ隣りにあります。興味深いことに、扁桃体が刺激を受けているときに、隣りの海馬のシナプスが情報を伝達しやすくなる状態になるのです。これは実験的に、動物の扁桃体に電気刺激を与えると「海馬」で「LTP」(「長期増強」: long term potentiation)が発生することで証明されています。

「LTP」(長期増強)とは、海馬のニューロンが特定の刺激を受けた場合には、その刺激を止めた後でもニューロンの興奮がしばらく続く現象を言います。この「LTP」は、長いときには数週間にもわたって続くことがあります。ニューロンの興奮が長い時間にわたって続くということは、その間はシナプスの「関所」が開きっぱなしになり、神経細胞間の伝達性が持続することを意味します。

「LTP」は短時間の刺激によって起き、しかもそれが長続きすることから、記憶のメカニズムそのものではないかと考える研究者も多くいます。

「LTP」が「記憶」と関係していることは、さまざまな実験から証明されています。例えば、「モリスの水迷路課題」——これはネズミの「記憶力」を測定するテストです。

円形プールのような水槽に、白く濁った水をネズミの足が立たないくらいの深さまで満たします。そして、その中のどこかにネズミが足を乗せて休むことができる小さな台を一カ所だけに沈めておきます。

このプールにネズミを入れると、ネズミは一生懸命にプールの中を泳ぎまわります。そのうちに、偶然、沈められた台にたどり着き、何とか休むことができます。一度プールから取り出されたネズミが再びプールに放り込まれたとき、記憶力が優れているネズミは周りの研究室の景色を手がかりにして、素早く足台に着くことができます。反対に、記憶力が悪いネズミは足台にたどり着くのに時間がかかってしまうわけです。

「モリスの水迷路」では、ネズミがプールに入ったときから台に着くまでの時間を計ることで、ネズミの「記憶力」を測定します。現在では、ネズミに操作してLTPを起こしやすくしたり、起こしにくくするネズミを作ることができます。LTPを起こしやすくされたネズミは、普通のネズミよりも「モリスの水迷路課題」で素早く足台に到着でき、一方のLTPを起こしにくくされたネズミは時間がかかってしまうことが分かりました。この「モリスの水迷路課題」によって、「LTP」が「記憶」に関係していることがネズミの行動から証明されたのです。

さて、扁桃体への刺激が「海馬」に「ＬＴＰ」を発生させるということは、動物は感情に変化が生じると記憶を形成しやすい状態になるということを示唆します。つまり、音楽の刺激による感動や感情の変化で「記憶」を改善したり、復活させることが可能だと考えられるわけです。

「モリスの水迷路課題」を与えられなくても、私たちは、心が揺り動かされること、楽しかったことや悲しかったことは「思い出」という形の「記憶」になりやすいことを経験上、よく知っていることです。

「懐かしのメロディ」を聴くと、当時の「思い出」とともに、当時の「感情」までもが立ち上がってくるのも、「記憶」と「情動」が連動して働いていることによる現象と考えることができます。

「ミラーニューロン」と音楽

一九九〇年代に、脳の前頭前野に「ミラーニューロン」というニューロンが発見されて以来、この「ミラーニューロン」が「感覚系と運動系」や「他者と自分」の橋渡しの機能をしているのではないかとする研究が精力的に進められています。

そもそも、この「ミラーニューロン」はイタリア・パルマ大学のリゾラッティ博士を中心とする研究グループのちょっとした偶然から発見されました。

一九九〇年の夏、このグループはサルの前頭葉の運動野のニューロンの活動について調べていました。この運動野の前方には電極を仕込んであり、この部位のニューロンが反応すると「バリバリ」と音が鳴るように考案されていました。すでに、この運動野がサルがエサを取ったり、食べようとしたりするときに活動することは分かっていました。

ある日、休み時間になり、研究者らがアイスクリームを食べ始めと、突然「バリバリ」と音が研究室に鳴り響きました。驚いた彼らはサルの前で何度もアイスクリームを自分の口に運び、サルのニューロンの反応を調べてみました。すると、どうも人間がモノを手に取って口に運ぶところを見ると、サルの前頭葉のニューロンが活動するということが判明したのです。

リゾラッティ博士らは、このニューロンが、サル自身が果物をつかむといった「目標志向的」な行為をするときに活動するだけでなく、同じ行為を行なうほかのサルを観察しているときにもこのニューロンが活動することを確認し、このニューロンは他者の行為を観察者の脳内に直接映し出しているように見えることから、これを「ミラーニューロン」と名付けました。ミラーニューロンは、人間の脳では下外側前頭前野、つまりブローカ野の一部に存在します。

「ミラーニューロン」の発見は、近年の脳科学における大発見と言われています。それはミラーニューロンが「自分」の行為と「相手」の行為を結びつけるという意味で、自己と他者との共感という、意識や心の根本問題にかかわる情報処理をしているニューロンの発見である可能性があるからです。

オバーマン博士を中心とするグループは「ミラーニューロン」が発見されて以来、このニューロンと「自閉症」の関係について研究を続けています。オバーマン博士らは、この「ミラーニューロン」が他人に共感したり、相手の意図をくみ取るといった能力に関係していると考えています。「ミラーニューロン・システム」に機能障害が起きることが「自閉症」のいくつかの症状の原因になっているというのです。

「ミラーニューロン」の研究は、「自閉症」の原因を突き止める上で、また治療の手がかりを見つける上でも重要なテーマです。もし、オバーマン博士たちの仮説が正しいとすれば、「認知音楽療法」は「自閉症」の治療に対しても効果を発揮する可能性が見えてきます。

「からだ」に気づく――「ボディーイメージ」

第二章の事例で紹介した沢田君の場合、音楽療法士の奥村由香さんはこの沢田君の運動機能の障害に対して、「沢田君は自分の手に対するボディーイメージが損なわれている」と判断し、「沢田君の好きなギターを使って、沢田君の手に対するボディーイメージ（手に対する気づき）を取り戻し、楽器を演奏するという能動的な行為をすることによって手の随意性を高めたい」と考えました。

沢田君の視線がなかなか楽器に合わないことに注目した由香さんは、「鏡」を利用し始めました。沢田君は、首や上肢の麻痺や屈曲のせいで、普段の状態では自分の視界に自分の手が入らないのです。そこで由香さんは「合わせ鏡」を使って、「これが沢田さんの手だよ」「この手で、昔みたいにギターを弾くためにギターに触るよ」と繰り返し、沢田君の手の位置の「気づき」を促しました。

この試みは功を奏して、沢田君は鏡を見ながら親指を使ってギターを弾くことが可能になったのです。この「鏡療法」は二ヵ月の間続けられました。二ヵ月が経過した時点で、沢田君はギターを弾くという目的で、由香さんに右手を取られても怒ることはなくなりました。そしてついに、沢田君は鏡を見なくてもギター演奏を楽しめるようになってきたのです。

不思議な「ボディーイメージ」

「一人称」としての「私・自分」が「心的意識」として、身体を意識することを「ボディーイメージ」と呼びます。

「ボディーイメージ」に関連して、カリフォルニア大学・脳認知センターのV・S・ラマチャンドラン教授は、「幻肢痛」の治療においてきわめて独創的な業績をあげています。

「幻肢」とは、患者さんが腕や脚を事故や外科手術で失ってしまったにもかかわらず、自分の腕や脚が未だ「存在する」ように感じる「ボディーイメージ」のことです。失ってしまった手足に強い痛みを感じる——。この痛みのことを「幻肢痛」と呼びます。この「幻肢痛」が患者さんを苦しめることがあるのです。例えば、「幻の手指」が凄まじい力で「幻の手のひら」に食い込んで、どうしようもない痛みを及ぼすことがあるのです。

この「幻肢痛」は珍しい現象ではなく、この痛みに苦しめられてきた患者さんは世界中で数多く報告されています。この痛みに対し、過去の医師たちは鎮痛剤や麻酔、外科手術をもって試みましたが、「幻の痛み」に成果を挙げることはできませんでした。

ラマチャンドラン教授は、この「幻肢」は、脳の感覚皮質の「ボディーシェーマ」が、手足の切断の後、急速に再編成されて不思議な「ボディーイメージ」を生み出していると考え、「MEG」(脳磁図)を用いて、そのことを突き止めました。そこで教授は、「幻肢を発生させる感覚皮質にそのような可塑性があるなら、何らかの方法で脳をだまして、幻肢痛に至るプロセスを逆行させることができないか」と考えました。

ラマチャンドラン教授が考え出した方法は、「鏡療法」というものでした。「鏡療法」とは、フタをした段ボール箱の中央に鏡を縦に置いて箱の正面に穴を二つ作り、患者さんに別々の穴に、正常の手と「幻の手」を差し込んでもらい、鏡に映った正常な手の像を見ながら、その手を動かして「幻の手」の位置に重なるようにしてもらうのです。そうすると患者さんは、あたかも「幻の手」が正常に動いているように見えるのです。

効果はマジックでも見るかのように、即座に現れました。動いている手が正常に見えるという視覚の「フィードバック」によって、その情報が感覚皮質からの「幻肢」の感覚に対抗するのです。「鏡療法」を続けると、いつの間にか幻肢感覚が消え、ついには消失して幻肢痛もなくなる。痛みを体現するものがなくなれば痛みは存続することが出来ないわけです。この内容は、『脳のなかの幽霊』（山下篤子・訳、角川書店、一九九九）として紹介されています。

「鏡療法」の合理性

「幻肢」やラマチャンドラン教授の「鏡療法」が示すように、「自分の右手のことが分かる」（認識する）という一見単純そうな「ボディーイメージ」一つをとってみても、脳の認知機能は複雑です。

右手の「ボディーイメージ」には、痛みや触ったものの感覚（痛覚・触覚）、そして右手の位置が空間においてどのような状態にあるか、どう動いているのかという位置感覚、そしてそれを認識する視覚の情報、あるいは指を鳴らせば聴覚といった情報も関係しています。

正常な状態では、これらの情報が統合されて、正常な「ボディーイメージ」となるのですが、認知機能に障害がある患者さんではこの「ボディーイメージ」がうまく働かないのです。そして「ボディーイメージ」が正常に機能しないと、運動機能のリハビリテーションにも大きな妨げとなります。

沢田君の事例では、楽器を使った認知音楽療法では、ラマチャンドラン教授の幻視痛の治療からヒントをもらい、「鏡療法」を応用しました。沢田君は楽器を演奏する手は温存されていましたが、脳損傷による頸や上肢、体幹の拘縮によって、自分の手を視界に入れることができませんでした。

由香さんが、沢田君の手でギターをつま弾いてもらおうと他動的に導いても、自分の手の「ボディーイメージ」が損なわれているのに加えて、手が見えていない沢田君には、楽器に触ることの認知ができなかったのです。手の感覚の認知ができないだけでなく、認知できない感覚情報はまるで「幻肢痛」のような不快な感覚になっていた可能性もあります。他人（由香さん）から手を触られることを嫌がったのはそういう理由からだったのかも知れません。

沢田君は、「鏡療法」によって、すなわちギターを触る自分の手を見ることによって「視覚情報」と「感覚情報」（触覚や振動覚）の「統合」がなされて、ギターを弾く自分の手に「気づき」を取り戻したのです。そして、この「鏡療法」が続けられることで、沢田君はギターを弾く楽しみを取り戻しただけではなく、手の「ボディーイメージ」を取り戻していったのです。手の「ボディーイメージ」を取り戻した沢田君は、人にも手を触られることに対する不快感も次第に消失するとともに、運動機能も少しずつ回復していきました。

私たちの「運動機能」は、認知機能に組み込まれた脳機能の一つであり、運動機能の障害は「脳機能障害」なのです。運動機能の回復には、認知機能の学習による機能の再建の視点がもっとも必要です。ですから、「認知音楽療法」は、聴覚や触覚、振動覚、位置覚、視覚の情報と運動の情報との「融合」によって「気づき」を促し、「ボディーイメージ」の回復に有効な「運動療法」でもあるのです。

運動機能のネットワーク

「あなたの右手を握ってみて下さい」――。そう言われたとき、あなたの脳機能のネットワークはどう働くのでしょう。

①まず、「右手を握ってみて下さい」という言葉の情報を「認知」します。

②次いで、「右手を握る」という「運動」をイメージします。そのとき「右手を握る」というイメージは、運動（右手を動かす）を企画・構成・準備する大脳の「前頭葉」にある「高次運動野」にネットワークされます。

③次に、この情報は「一次運動野」に伝えられます。右手を動かす領域は左の一次運動野の外側に存在します。ここから先の脳のネットワークはかなりの長旅となります。

④一次運動野から伝えられた情報は「脳幹」を通り、反対側に交叉して「脊髄」に伝えられます。脊髄も脳の一部ですので神経細胞をもっています。

⑤脊髄にまで下降してきた情報は、ここでもネットワークを形成し、その後いよいよ右手の筋肉に信号が送られて「右手を握る」ということになります。

ここで一つの疑問が生じてきます。それは、この一連の運動をコントロールするネットワークの「操縦士は誰か」ということです。この疑問に、東北大学の生理学者である丹治順は、「結局のところ、必要に応じて運動を組み立てて、行動の目的を達するには、実に多くの脳部位の働きが必要であり、どこか一つの領域が全体を統御しているのではない。そして全体の働きの中で自律性が成立することが脳機能の実態である」と述べています。つまり、「右手を握る」という脳機能の操縦士は一人だけではなく、「そのネットワークに参加する全員によってなされている」というのが真実のようです。

「運動障害」は、この①から⑤のどの過程が損傷を受けても出現します。

「運動機能」が障害されると

では、脳の機能が障害されると、運動機能のネットワークはどのようになるのでしょう。

脳機能障害で「右手を握る」ことができなくなることは、脳のネットワークのどの領域が損なわれても起こってしまいます。実際の臨床では、「右手を握る」ことができなくなる病態は無数に存在し、損傷部位が複雑なケースも多いのですが、ここでは大きく二種類のパターンに分類してみます。

一つは、「右手を握る」ネットワークの前半部分ともいえる認知から一次運動野にかけてのどこかが障害されている「前半部分」の障害のパターンです。もう一つは、一次運動野から脊髄にかけてのどこかが障害されている「後半部分」の障害のパターンです。

後者は、頻度の多い脳卒中や脊髄損傷などの患者さんに見られる「運動マヒ」です。こうした場合、「右手を動かしたいのに動かせない」ということが起こります。しかし、こうしたケースでは、比較的限局されたネットワークの障害のこともあり、例えば右手は動かせないが左手や右足は動かすことができるということもあります。

しかし、前半部分までの障害による「右手を動かせない」という原因は複雑です。そうした場合、「経頭蓋磁気刺激装置」を用いて、脳のどこが障害されているのかを探ることができます。

「経頭蓋磁気刺激装置」とは、頭皮上に電磁石のコイルを置き、瞬間的に電気を流すことによって「パルス磁場」を生じさせる検査機器で、このパルス磁場は頭蓋骨を越えて、脳の神経細胞を一時的に興奮させることができます。この磁気刺激は患者さんに苦痛を与えることはありません。この経頭蓋磁気刺激装置で、手の一次運動野の直上の頭皮を刺激すると、運動のネットワークが損傷されていなければ、自分の意思にかかわらず手が「ピクッ」と動きます。

ここ中部療護センターには、脳機能障害により、「右手を握ってください」と言っても応じることのできない患者さんがたくさんいます。しかし、患者さんのなかには、一次運動野の直上の頭皮の上から経頭蓋磁気刺激装置で刺激をすると、右手がベットの上で動くことが確認できる人もいます。このような患者さんの場合、一次運動野から脊髄・筋肉はネットワークが保たれていることを意味します。つまり、障害はネットワークの後半部分ではなく、前半部分に存在することが分かるわけです。

このようにして、認知から動作の始まりをつなぐネットワークに「右手を動かせない」という機能障害の原因があることが理解されるのです。

しかし、視点を変えると、こうした患者さんは意識や認知のネットワークが回復し、それらが運動野に伝われば再び右手の動きを取り戻す可能性があるのです。つまり、これらの運動機能障害の原因は、認知機能の障害にあるとも言えるからです。

「運動機能」の獲得は脳の学習

カンザス大学の神経生理学者であるランドルフ・J・ヌード博士は、一九九六年に、「運動マヒ」に対するリハビリテーションによって運動機能を学習することは、脳の可塑性によって新しい神経ネットワークを獲得することであることを、リスザルを使った実験で実証し、科学誌『サイエンス』に発表しました。

ヌード博士は、先行する実験で、運動機能の獲得は脳のシナプスの可塑性に依存していることも証明しています。リスザルは、手を比較的上手に使える動物ですが、普通では人やサルのように指だけでものを掴んだりする精密把握をすることはできません。このリスザルに対して、美味しい食べ物をエサにして指を使うトレーニングを実行させると、次第に精密把握を学習していくのです。

ヌード博士は、精密把握の学習前後のリスザルの脳の変化を詳細に調べました。リスザルの脳の運動野に電極を刺し込んで、手の運動領域の再現図を観察すると、学習によってリスザルの指と手首を動かす脳の領域が拡大していることを認めました。学習によって脳が変化を示したのです。

さらにヌード博士は、リスザルの脳の運動野から組織の一部を取り出して、顕微鏡で微細構造を調べました。結果は、学習によって機能の変化があった領域の脳では「樹状突起」が拡大して、シナプスの結合が増加し、シナプスの形成が変化していたのです。

ヌード博士はさらに、脳の運動野の手の領域を損傷したリスザルに、適切なリハビリテーションに相当する訓練をさせると、手の再現領域が縮小せずに維持され、場合によっては増大することを認めたのです。

これらのヌード博士のリスザルの実験結果から、健常な状態でも運動マヒの状態でも、手の運動機能の学習によって、脳に明らかな変化が生じることが、機能の変化とシナプスなどの脳のネットワークの変化として明らかにされたのです。

第五章

認知音楽療法の応用

「認知音楽療法」の目的

「認知機能」の活性化

「認知機能」とは、「自己が生存にとって最適な行動を取れるように外部の環境や自分の心身の状態に気づく機能」であり、「人間を人間たらしめる機能」である。そして、「私たちが幸せになるために感覚情報を入手し、過去の体験を踏まえた記憶や自分に立ち上がる感情と照らし合わせて、自分が取るべき行動を判断する機能」であると、繰り返し述べてきました。そしてその中核は、知覚、注意、記憶、判断、情動といった学習が基盤であることも指摘してきました。

「脳外傷」や「認知症」、「うつ病」などの患者さんは、脳内のネットワークが障害されているために、いかに行動するべきかを判断したり、情報を行動にうまく反映させることができません。認知機能の過程に障害が起きているからです。

この障害された認知機能の過程を、音楽の力を利用して「活性化」させていくのが「認知音楽療法」です。「認知音楽療法」の意図は、神経細胞同士のつながりとなるシナプスの持つ可塑性などの特性を利用して、「音楽する脳」の残存能力を手がかりに、脳のネットワークの再構築を図り、認知機能を活性化することにあります。

「シナプスの可塑性」に期待

これまでの臨床的な経験から「認知音楽療法」の目的とその意義をまとめてみると次のようになります。

① 音楽的な聴覚・視覚・触覚・振動覚などの多彩な物理的刺激と音楽療法士が患者さんの個人的な記憶・情動に共感することにより、「神経細胞同士のつながりとなるシナプスは同じ時間軸で連合された刺激により発達する」という「シナプスの可塑性」に期待するのです。

② 後天的な脳のネットワークの構築は、何も取っ掛かりの無いところに新しいシステムを作り出すことは不可能です。第三章でも述べたように、音楽する脳のネットワークは脳の広域に、しかも複雑に張り巡らされており、さまざまな脳損傷にさらされても一部の機能が残存している可能性があります。その残存している回路に、シナプスの可塑性によって発達した新たな回路を加えて、ネットワークの再構築を図ります。

③ そして、全ての目的は、患者さんが幸せになるためにはいかに行動するべきかの判断をする「認知過程を活性化する」ことにあるのです。

最適な学習方法は何か

「認知音楽療法」は、音楽がもつ潜在的な力を利用して、認知機能に障害をもつ患者さんのリハビリテーションに応用するものです。「認知音楽療法」の目的は、脳の認知過程の活性化であり、その対象は患者さんの脳の「学習メカニズム」それ自体にあります。ですから、「認知音楽療法」では、高次脳機能障害からの回復を、認知機能障害という「病的状態」からの学習であるとみなします。

患者さんの「行動の変化」は、音楽療法に対する結果です。音楽療法士は、音楽的刺激に対する結果としての行動の変化を観察し、分析します。具体的には、「意識障害」の患者さんでは、「驚愕反射」や「開眼反応」といった神経学的な反射行動や覚醒状況、意識レベルの推移や表情の変化、追視の有無を観察します。「高次脳機能障害」の患者さんでは、一般臨床でも用いられる知覚・記憶・注意などの認知機能の把握に加えて、音楽的な聴覚性注意や視覚性注意、音楽的な記憶などを観察します。

そして、どのような音楽的刺激が患者さんの「反応行動」となって表出されているのかをリアルタイムに分析するのです。そして、その反応に応じて、刻一刻と音楽刺激の質と量を変化させていきます。その時点における、患者さんの認知過程にとっての「最適な学習方法は何か」を試行錯誤しながら、セッションを前進させていくのです。「認知音楽療法」の目的は、患者さんの「認知過程を活性化する」ことにあるのは確かですが、認知音楽療法が「脳リハビリテーション」のなかでもユニークなのは、患者さんと療法士との「共感」と「楽しみ」をベースにして、認知機能のトレーニングが「快」であるという前提でなされる点にあります。

「シナプスの連合性」の利用

もう一つ、「認知音楽療法」の有用性の根拠に、音楽による刺激というものはさまざまな刺激が組み合わさった「複合的」なものであるということがあります。音楽はさまざまな要素から構成されています。トーン（音色）、リズム（律動）、ピッチ（音の高低）が組み合わさったものが音楽であり、歌謡ではこれに歌詞、つまり言葉の持つ要素が加わり、楽器演奏やダンスでは、身体の動きが加わってきます。

こうした複合的な刺激を、音楽療法士が患者さんと共感しながら、効率よく用いることによって、シナプスのネットワークの発達・形成に有利に働くと考えられます。

その根拠となっているのが、先に説明したヘッブの「シナプスの連合性」の法則、つまり同時に「発火」（スパーク）したニューロンのシナプス結合は強められるという、「ヘッブの法則」です。

「認知音楽療法」は、脳の認知過程を意識しながら、多種類の刺激を同時に利用します。聴覚はもちろんのこと視覚・触覚・振動覚を刺激し、さらには高次脳機能の記憶や情動といったプリミティブな側面をも駆動させます。

「残存機能」を活かす

残った神経細胞の働きを活性化させ、失われたネットワークの機能を取り戻して、脳機能を回復させる――。すなわち、脳機能に障害があっても、わずかでも残っている機能を見つけ出し、その残存している機能を手がかりにして、少しづつその機能を拡充させ、新たなネットワークを築く――。それが「脳リハビリテーション」の基本原理です。

しかし、実際には、後天的な脳のネットワークの構築は、残念ながら不可能に近いことです。ましてや、何の取っ掛かりのないところに「新しいシステム」を作り出すことは不可能です。

第二章で紹介した児玉さんの場合、言語機能のネットワークは残念ながら壊滅的に破壊されていました。その児玉さんに、新たに言語のネットワークを介して認知機能に働きかけることはできません。かといって、児玉さんに新たに言語のネットワークを創造することは可能かというと、現実的には厳しい状態でした。しかし、児玉さんには音楽を理解するネットワークは残存している可能性がありました。そこでわずかに残るネットワークを取っ掛かりにして、徐々に認知機能の活性化を図っていったのです。

「認知音楽療法」の理論的根拠

ここで、「認知音楽療法」の有用性を「まとめ」てみましょう。

①「認知構造を刺激」……音楽の脳の認知構造を刺激する力を効率よく利用。多彩な音楽的刺激を音楽療法士が利用して認知機能を発達させる。

②「音楽する脳はタフ」……音楽する脳がタフであることを最大限に利用する。脳を損傷しても音楽を楽しむ機能が残存しやすい特性を利用する。

③「残存機能を活かす」……残存する機能を活かして機能の拡張を意図。残存する「音楽をする」機能を取っ掛かりにして認知機能を拡張する。

④「ヘッブの法則」……「ヘッブの法則」に基づいたシナプスの可塑性に期待。連合刺激によるシナプスの再建を期待して認知機能の学習効果を引き出す。

⑤「記憶・情動に共感」……個人の記憶や情動の情報を利用。個性のある記憶や情動に音楽療法士が共感しながら活用する。

⑥「快の原則」……全ての療法は「快」でなければならないという原則。療法自体が「快」と感じられることを利用して自分から外の世界に向う力を引き出す。

⑦「運動機能の随意性」……運動機能の随意性を利用。楽器演奏などにより「ボディイメージ」の回復を図る。

⑧「気づき」……「気づき」を促し、意識を回復する。

⑨「認知機能の回復」……音楽活動により集中力・判断力・思考力などの前頭前野の認知機能を増強する。

⑩「非薬物療法」……薬物療法の代替療法として活用。うつ病や認知症など脳のネットワークの障害が原因となる幅広い疾患の予防や治療に「非薬物療法」として応用できる。

「セラピスト」の役割

認知音楽療法を効果的に進展させることができるか否かはセラピスト（音楽療法士）の「力量」にかかっています。セラピストの力量次第で結果が大きく違ってきます。そこで認知音楽療法の施行にあたってセラピストが心得ておくべきいくつかの条件を挙げておきます。

①音楽的刺激に対してクライアントの反応を鋭い観察力と感受性で受け止める。
②クライアントの微妙な「表情の変化」を正確に読み取る。
③反応の状況によって刻々と与える刺激を変化させる。
④クライアントに外界や自己への「気づき」を取り戻すよう促す。
⑤理論背景を持つ・・・・神経科学、神経病態学などの知見を理解しておく。
⑥「回復メカニズム」を明確にする・・・・脳のどのような「回復メカニズム」の援助をしようとしているのかを明確にする。
⑦「戦略」を持つ・・・・どのようなメカニズムをターゲットとするかを明確にする。
⑧「医学用語」で著述が可能な事象を対象とする。

「認知音楽療法」の評価

中部療護センターでは、認知音楽療法を含めた脳リハビリテーションによって、覚醒や認知機能などの「脳的意識」が回復してくると、視床や帯状回を含めた前頭葉の代謝が回復してくる様子を「ＰＥＴ」で評価しています。

認知音楽療法によって「気づき」を促され、認知機能を回復した患者さんは、脳全体の代謝や脳血流量の増加を認めますが、特に前頭前野の機能が回復してくる傾向を認めています。しかし、これらの認知機能の回復前後のＰＥＴの変化は、認知音楽療法の単独の効果のみが反映されているわけでなく、何ヵ月間にも及ぶ総合的な脳リハビリテーションの結果を表しています。

認知音楽療法で活性化される脳の局在にはさまざまなバリエーションが認められますが、特に注目される結果は、前頭葉の帯状回の活性化が認められることです。「帯状回」は感覚系や記憶系、情動系と密接なネットワークを形成している領域であり、覚醒や認知機能の「脳的意識」にとっても重要な役割をしていると考えられています。

認知音楽療法によって、帯状回の「脳血流量」の増加が認められるということは、この療法が「気づき」を促すのに合理的な療法である一つの根拠になります。

認知音楽療法の適用

適用疾患

脳と心の疾患は、その全ての原因が脳のネットワークシステムの機能不全にあるといっても過言ではありません。脳のネットワークの発達に効果のある「認知音楽療法」は、幅広い疾患に応用可能な療法であると言えます。

認知音楽療法の適応として、以下のような疾患が考えられます。

1 「遷延性意識障害」
2 「高次脳機能障害」
3 「認知症」
4 「うつ病」
5 「ＰＴＳＤ」（心的外傷後ストレス障害）

①「遷延性意識障害」

脳の損傷による意識障害のなかでも、もっとも重症なケースが「遷延性意識障害」です。遷延性意識障害の患者さんは、外界の刺激や変化に対してまったく意思表示をすることができません。しかも、その状態が長く継続します。「遷延性」とはまさしく「長引く」という意味です。「遷延性意識障害」の患者さんの意識を取り戻す方法の大原則は、広範囲に機能低下した脳のネットワークの残存機能を最大限に刺激していくことにあります。

脳はさまざまなネットワークによって成り立っており、広い脳損傷に見舞われても、メロディーや歌詞、リズムなど「温存」されている可能性が高い。したがって、音楽的刺激は損傷された患者さんの脳の広い範囲に働きかけ、情動・認知・意識といった脳機能を活性化させるための手段としては非常に有効です。

この「音楽する脳」を手がかりに、情動や注意を喚起し、記憶を呼び覚ましながら患者さんの脳機能を活性化させていきます。その中心的役割を果たすのが「音楽療法士」です。ここで大切なことは、音楽の構成要素の「何を」「どのように」用いれば効果を持つのかを、正しく見極めることが必要となります。

しかし、遷延性意識障害の患者さんに音楽的な刺激を一方的に与えるだけでは、社会的な意志の疎通を目指した音楽療法とは言えません。遷延性意識障害の患者さんの回復にとってもっとも大切なのは、まわりの人との「コミュニケーションが図れる」ことなのです。適切な音楽的刺激と患者さんの反応に適切な「応答」をしてコミュニケーションを図る。それが遷延性意識障害における音楽療法の大きな使命となります。

音楽療法によって、適切なコミュニケーションを図ることができれば、たとえ「自立」は困難であっても、「自律」を回復することが可能です。そして何より、人間としての尊厳を回復することができるのです。

認知音楽療法の評価法――『Vegetative State 評価表』

では、音楽的刺激とその応答をどのように評価すればいいのでしょうか。

当センターでは、別掲した『Vegetative State 評価表』と『Minimally Conscious State 評価表』を用い、患者さんの「感覚」や「運動」「コミュニケーション」に対する反応を点数化して評価しています。そして、その評価をもとにセッションの方法や課題を取り入れていきます。

『Vegetative State 評価表』（表1）は、言葉による意思疎通が困難な患者さんの音楽刺激に対する反応から「残存機能」や「能力」の可能性を評価するものです。

「感覚的反応」では聴覚刺激、視覚刺激、触覚刺激、位置覚刺激がそれぞれの感覚器を通して脳に届いているかを、それぞれの刺激に対する反応から評価します。

「情緒的反応」は聴覚刺激として、患者さんの好きな音楽や重要な情報となる環境音を聴かせた時と、患者さんにとって意味を持たない音を聞かせたときに起きる「表情の変化」の度合いを評価します。

「随意的運動反応」は運動に随意性があるかどうかを評価するものです。具体的には、楽器類を提示されたことに対して起きる患者さんの運動反応から、意思表示のために使うことの出来る運動機能について探っていきます。

「Yes/No反応」では、言語的指示に対する理解度を、指示された動作や「はい」「いいえ」（弁別同定）の反応によって評価します。これは同時に患者さんの実際の知覚と言語的な表象の間にどのくらい乖離があるかを調べる指標にもなります。どの反応評価項目のいずれも点数が高いほど、音楽的な刺激に対する「反応性」が高いことを意味します。

		ある 2点	あいまい 1点	ない 0点
1. 感覚的反応	**／12点**			
①	突然の音刺激(太鼓・シンバルなど)の音に対し驚愕反射や開眼反応がある			
②	音に対する音源定位反応(音のする方向を見るなど)がある			
③	楽器に対する追視反応がある オーシャンドラム・ツリーチャイム・タンバリン・ フルーツマラカス(　　　)			
④	聴覚刺激時に覚醒(開眼・その他　　)が持続する			
⑤	触覚刺激時に覚醒(開眼・その他　　)が持続する			
⑥	運動刺激時に覚醒(開眼・その他　　)が持続する			
2. 情緒的反応	**／8点**			
①	音楽の聴取時に覚醒(開眼・その他　　)が持続する			
②	聴取する音楽の違いにより表情の変化(　　　　　)がある			
③	近親者の声を聞いたとき表情の変化(　　　　　)がある			
④	歌詞の中の言葉や曲名、歌手名、近親者の名前など、言語的な聴覚刺激に対し表情の変化(　　　　　)がある			
3. 随意的運動反応	**／8点**			
①	追視できる範囲の中で、指し示した楽器が注視できる			
②	楽器に対するリーチング動作がある			
③	手指にバチやMDなどを把持しようとする動きがある			
④	上肢や下肢に楽器を鳴らそうとする動きがある			
4. Yes/No反応	**／8点**			
①	言語やジェスチャーの指示により身体の一部を動かす／注視することができる			
②	形や色の視覚的提示で楽器が弁別同定できる (1/2選択　形×形、色×色)			
③	音の提示で楽器が弁別同定できる(1/2選択　音×形)			
④	名称で楽器の弁別同定ができる(1/2選択　言語×形、色) 音楽や環境音を聴いて名称の弁別同定ができる (1/2選択　言語×音)			
	合計	**／36 点**		

表1 Vegetative State 認知音楽療法評価表

ちなみに、表2は第二章で紹介した児玉さんの、音楽療法介入前と介入後の「反応性」の変化を示したものです。音楽療法の介在によって大きく得点が変化しています。

児玉朝男さんの場合

	介入前	介入後	変化
感覚	2	8	+6
情緒	2	4	+2
運動	0	6	+6
Yes/No	0	1	+1
合計	4	19	+15

表2 音楽療法介入による評価の変化

『Minimally Conscious State 評価表』

『Minimally Conscious State 評価表』（表3）は、言葉による意思疎通は可能でも「高次脳機能障害」が認められる患者さんの音楽刺激に対する反応から、残存機能や能力の可能性を評価するものです。音楽活動に反映される高次脳機能の評価です。

「聴覚性音楽活動」は、聴覚性の情報処理を必要とする音楽活動の状態を評価するものです。「聴覚性音楽活動」の①〜④の項目では音楽の聴覚刺激に対して、どのくらい自分の運動反応を調節できるかを評価します。⑤〜⑩では音楽の聴覚刺激に対しての注意力の度合いを評価します。

「視覚性音楽活動」は視覚性の注意と情報処理能力の状

	⑨	メロディを聴きながら、一定のテンポに合わせて、⑧の演奏ができる			
	⑩	指差しなしで記号楽譜を見ながら演奏ができる			
	⑪	メロディを聴きながら、一定のテンポに合わせて、⑩の演奏ができる			
	⑫	複数のパートがある楽譜の中から、自分のパートを抽出して合奏ができる			
	⑬	演奏上の間違いに気づき自己修正ができる			
3. 音楽連合記憶		**／24点**			
名前	①	「名前の歌」を聴いて選択できる顔写真が5以上ある（その逆も施行）			
	②	顔写真を見てイメージ（歌詞）が想起でき、歌詞を見て名前の穴埋めができる「名前の歌」が5以上ある			
	③	顔写真を見て再認できる名前が10以上ある（その逆も施行）			
	④	顔写真を見て自発想起できる名前が10以上ある			
振り返り	①	直前に行なった音楽活動の記憶がある			
	②	音楽活動の内容がカードで選択できる			
	③	②を正しい時系列に並べることができる			
	④	使用した音楽の題名や楽器の名前のカードが③に一致できる			
回想	①	既知の音楽が歌える／記憶がある			
	②	既知の音楽が題名や歌手名などの言語性の記憶と結ばれている（再認）			
	③	思い出深い音楽が経験と結ばれている（再認）			
	④	思い出深い音楽の聴取により回想（経験内容の自発想起）ができる			

合計　　／70 点

表 3 MCS 認知音楽療法評価表

		ある 2点	あいまい 1点	ない 0点
1.	**聴覚性音楽活動　／20点**			
①	一定のテンポに合わせて拍打ちやタッピングができる			
②	音楽のテンポの変化に合わせて拍打ちやタッピングのテンポが調節できる			
③	音楽の強弱の変化に合わせて音量の調節ができる			
④	音程の変化に合わせて声の高さの調節ができる（メロディが歌える）			
⑤	規則的なリズムパターンの模倣ができる			
⑥	不規則なリズムの模倣ができる			
⑦	途中で止まることなく曲の終わりまで指示されたリズム打ちが遂行できる			
⑧	歌などの干渉因子があっても指示されたリズム打ちが遂行できる			
⑨	同時に鳴っている2つのリズムパターンを選択的に聞き分け模倣できる			
⑩	同時に鳴っている2つのリズムパターンを合図により切り替えて模倣できる			
2.	**視覚性音楽活動　／26点**			
①	目と手を協応させて楽器を鳴らすことができる			
②	打楽器の順序叩きが3〜4つできる（追視できる）			
③	打楽器の順序叩きが5つ以上できる（追視できる）			
④	打楽器の逆順序叩きが2〜3つできる（追視できる）			
⑤	打楽器の逆順序叩きが4つ以上できる（追視できる）			
⑥	あらかじめ指定された記号で楽器を鳴らす演奏ができる			
⑦	指示される記号に対応して楽器を選び鳴らす演奏ができる（1/3選択以上）			
⑧	指差しの補助をすれば、記号楽譜を見ながら楽器演奏ができる			

態を評価するものです。この項の①は眼と手の協調運動の状態を評価します。②〜⑤は視覚性の短期記憶とワーキングメモリの状態を評価します。[注1] ⑥〜⑨は音を表す色や数字などの刺激を正しく弁別して、対応する音を演奏する機能を評価します。同時にこうした作業に必要なワーキングメモリの状態も評価します。[注2] ⑩〜⑬は音楽に関する情報の処理の量を評価します。

「音楽連合記憶」は、音楽活動から受傷前および受傷後の記憶の状態を評価するもので、《名前》は「音楽―視覚イメージ法」における記銘・想起の評価です。

以下に、「音楽―視覚イメージ法」による評価の手順を示しておきます。

❶ 記銘の「対象となる人」の写真を見て、思い浮かぶイメージから短いフレーズの「名前の歌」を作る。例えば、「野球が大好きな◯◯さん」とか「目の大きな◯◯さん」「パン屋の◯◯さん」といったように、見た目の印象や趣味・職業などと連動させると覚えやすい。要は、一つの「くくり」として名前を覚えられることが重要なのです。

❷ 次に、写真を見て歌詞であるイメージを想起することと「名前の歌」を覚えることを並行して行ないます。

❸ 写真と「名前の歌」のマッチングができるようになったら、写真と歌詞のマッ

チング、歌詞の穴埋め（名前）を行ない、歌から言語の記憶に移行します。

❹写真を見て、視覚イメージである歌詞を想起し、歌詞から名前の想起にたどり着くのが目的です。それができない場合は、名前カードの選択による再認を行ない、❸に戻ります。

❺写真を見て名前を想起する。できない場合は、名前カードの選択による再認を行ない、❹に戻ります。

この一連の手順においては、失語の有無と状態の把握が重要となります。

《振り返り》は、「エピソード記憶」の評価。「楽器」など複数の活動カードと「ギター」などの種類や曲名のカードをあらかじめ作っておき、表の②～④の手順で行ないます。

《回想》は、音楽の記憶と逆行性健忘の評価です。

注1　楽器を自分で扱えない場合は、楽器を演奏する人の動きに対する患者さんの「追視」を評価します。

注2　失語や失認など知覚と言語表象に乖離がある場合、記号には本人が判別可能な表象（刺激）を用いることが必要となります。こうした表象（刺激）は⑩～⑬では音符のかわりとして用いられることもあります。

2 「高次脳機能障害」

交通事故による「頭部外傷後」に、医師から「治った」と言われながら、記憶に障害が残ったり、注意力がなくなったり、物事をきちんと遂行できなくなる（遂行機能障害）、さらには障害そのものの病識がない（病識の欠落）といった、社会生活適応能力に問題がある事例が目立つようになってきました。マスコミや行政から「見えない障害」と呼ばれ、「脳外傷による高次脳機能障害」として注目されています。

「見えない障害」と呼ばれるのには、運動マヒなどの身体的・神経学的な欠落症状が認められず、患者さんも自己洞察力が低下しているために訴えも少ないことから、診察室ではなかなか異常を把握しづらいことが一因としてあります。

高次脳機能障害の患者さんは、「自己が生存にとって最適な行動を取れるように外部の環境や自分の心身の状態に気づく機能」に障害があるため、社会に順応して生きていくことが苦手になります。

「高次脳機能障害」に対する医学的なアプローチは、運動障害や言語障害などのリハビリテーションに比べ、著しく遅れをとっています。障害の概念がようやく確立され

		ある 2点	あいまい 1点	ない 0点
1	リハビリ訓練に意欲的に取り組むことができる			
2	音楽活動に集中できる			
3	情動調整ができる			
4	左側方向の楽器の見落としがない			
5	前日の出来事の記憶がある			
6	日付・場所などの見当識がある			
7	発声・発語がある			
8	自分の意思の伝達手段がある（書字・文字盤・話しことば）			
9	状況の理解がある（模倣ができる、ジェスチャーがわかる）			
10	日常会話程度の言語理解がある			
11	漢字が読める／印象深い歌手名や題名が読める（選択できる）			
12	ひらがなが読める			
13	楽器の操作（叩く、振る、爪弾く）ができる			
14	物の名称と形が一致している			
15	楽器の音と形が一致している			
16	楽器や環境の音と名称が一致している			
17	左右がわかる			
18	身体部位がわかる			
19	数がわかる			
20	繰り上がり、繰り下がりのない足し算、引き算ができる			
	合計			**／40 点**

表 4 簡易高次脳機能評価表

つつある中で、「認知音楽療法」は認知機能の再建のリハビリテーションとして大きな可能性を持っています。

ここ中部療護センターでは、「高次脳機能障害」に対しても認知音楽療法を積極的に導入しています。当センターでは、『簡易高次脳機能評価表』（表4）を使って患者さんの「一般的な認知機能」を評価した後、前述の「音楽活動における認知機能」「視覚・運動機能」「記憶」（前出表3）の三つの側面から評価し、その上でもっとも適切で効果的なアプローチを計画・実行していきます。

3 「認知症」

「認知症」は、長い間、「痴呆」と呼ばれてきました。しかし、「痴呆」には「知能程度がはなはだしく劣っている」という意味も含まれていることから、病気で苦しむ患者さんに対して差別的で不適切ではないかということで、二〇〇四年十二月に「痴呆」という病名を廃止し「認知症」に変更されました。この病名の変更に伴い、法律や公式文書から一切、「痴呆」という言葉は消えることになりました。医学会もこれに呼応して、二〇〇五年十月に、「日本痴呆学会」は「日本認知症学会」に変更されました。

「認知症」は、「脳や身体の疾患を原因として、記憶・判断力などに障害が起こり、普通の社会生活がおくれなくなった状態」と定義されています。つまり、認知症は「単なる年のせい」ではなくて、「ある病気」による結果として、毎日の生活の自立が困難となった状態を指している病名なのです。つまり「認知症」とは、一つだけの病気を意味するのではなく、症状や状態を意味するのであって、認知症の原因となる病気は次のようにたくさんあるのです。

認知症の原因となる病気

- 「退行変性疾患」……アルツハイマー病（アルツハイマー型認知症）、びまん性レビー小体病（レビー小体型認知症）、ピック病（前頭側頭型認知症）など。
- 「脳血管性の疾患」……脳硬塞、脳内出血など脳血管障害（脳血管障害性認知症）
- 「内分泌・代謝性中毒性疾患」……甲状腺機能低下症、ビタミンB_1欠乏症、ビタミンB_{12}欠乏症など。
- 「腫瘍性疾患」……髄膜腫、神経膠腫、悪性リンパ腫、転移性脳腫瘍など。
- 「外傷性疾患」……慢性硬膜下血腫、頭部外傷後遺症など。
- 「感染性疾患」……髄膜炎、脳膿瘍、ヘルペス脳炎、クロイツフェルト・ヤコブ病など。

・「その他」……特発性正常圧水頭症など。

「もの忘れ」の程度

認知症は「もの忘れ」で始まることが多いのですが、症状が進行すると「もの忘れ」だけでなく、「判断する力がなくなる」「暗算する力がなくなる」「場所や人の顔も識別できない」といった日常生活に差し障りが出てくるような認知機能の障害が起こってきます。

「もの忘れ」の程度でも「どんな忘れ方をするか」がポイントとなります。認知症の忘れ方は、自分のした「行為それ自体」を忘れてしまうのです。認知症でない人では、「朝ごはんに何を食べたか」とか「夕べ食べたおかずが思い出せない」(健忘)ということはあっても、食べたこと自体は覚えています。ところが、認知症の人は「食べた」ことすら覚えていない。朝ごはんを食べても、そのことを忘れてまた朝ごはんを要求するようなら認知症を疑わなければなりません。

「朝ごはんに何を食べたか」を忘れても日常生活に支障はありませんが、「食べたこと自体を忘れる」ようになると、非常に扱いにくくなります。「うちの嫁は食事をさせてくれない」「朝ごはんを食べさせてくれない」などと言って大騒ぎをするので、日常生活は破壊されてしまいます。

また、急激に環境を変化させるのもよくありません。引っ越し（転居）たりすると、新しくトイレや風呂場といった場所を覚えなくてはいけない。これが脳の病気のある高齢者にとっては大変なことなのです。そうした状態におくと、一時的にせよ症状がひどくなります。つまり、「代償作用」は破綻を来し、そのために「欠陥症状」が前面に出てくるのです。

また、風邪をひいたり、骨折をして寝たきりになると認知症はひどくなります。これまで何とか「残存機能」を使ってやっとできていたものが、急激にストレスにやられてしまうのです。そうなると欠陥症状が前面に出てくるようになります。また、認知症の人を叱ったり、注意したり、あわてさせると症状がひどくなります。代償機能がただちに混乱状態になるからです。

認知症の「初発症状」

ここで、家族が気づく認知症の「初発症状」のいくつかを挙げてみます。◎印は高率に見られる初発症状です。

・同じことを言ったり聞いたりする（◎）
・慣れているところで道に迷う
・財布を盗まれたと言う
・だらしなくなった
・いつも降りる駅なのに乗り過ごす
・夜中に急に起き出して騒ぐ
・置き忘れやしまい忘れが目立つ（◎）
・計算の間違いが多くなった
・物の名前が出てこなくなった
・ささいなことで怒りっぽくなった
・時間や場所の感覚が不確かになった
・蛇口やガス栓の締め忘れが目立つ
・日課をしなくなった
・以前はあった関心や興味が失われた（◎）
・以前よりもひどく疑り深くなった
・処方薬の管理ができなくなった

・複雑なテレビドラマが理解できない
・その他

ケアの原則

「生理的なもの忘れ」は、生理的で加齢により生じるもので、「記憶」の障害の程度も軽く、軽度な記憶の減退が見られます。例えば、「とっさに思い出せない」といった忘れ方で、ヒントを言われると思い出せることが多いものです。時間や場所を思い出せないといった、いわゆる「見当識」の障害はありません。「社会生活」においても支障がなく、いつ頃から物忘れが出たか、また進行しているかどうかもはっきりしないことが多いものです。

反対に「病的なもの忘れ」は、病的で明らかに記憶の減退が認められます。出来事そのものを忘れてしまいます。「記銘力」の低下と過去のことを思い起こす「想起」も不得手となります。見当識の障害があり、社会生活にも支障が出てきます。症状は徐々に進行し、その程度も一年単位で低下していくのが分かります。

認知症のケアで重要なことは、認知症の人の脳が、普通の人の脳以上に一生懸命に機能しようとしているのだということを理解することです。脳は柔軟性に富んでいます。ですから、脳の一部がケガや病気で失われたり、傷ついたりすると、ほかの脳の部分がこうした部分の機能を代償しようとします。それゆえに、認知症の人の脳は、普通の人の脳以上に不必要な肉体的・精神的なストレスに弱いのです。

こうしたことを理解した上で、機能している脳をリラックスさせ、脳が機能したことに対してさまざまな形で報酬を与えたり、それを勇気づけることは残存している脳の機能を維持し、さらにはそれを拡張するうえで重要です。ですから、まず「ケアの原則」として、患者の尊厳を重視して、患者さんのできなくなった機能を探すよりも、残っている機能に注目して、患者さんが「快」と感じられるケアをすることです。

こうした点においても「認知音楽療法」はすぐれた療法と言えます。好きな歌を歌う、みなで楽しく歌う、自分の歌をほめてもらう、少しずつ楽器が弾けるようになる達成感――。

「認知音楽療法」は療法でありながら、耐えることや、努力すること、我慢することではなく、「楽しむこと」「リラックスすること」「調和すること」などから生まれる「快」を伴う療法です。

「アルツハイマー病」と生活習慣

認知症のなかで、もっとも頻度が多く、社会問題にもなっているのが「アルツハイマー病」です。

「アルツハイマー病」は、ドイツのアルツハイマー博士が一九〇六年に初めて報告しました。当時は、「痴呆」の原因は梅毒によるものと考えられていました。アルツハイマー博士は顕微鏡で痴呆患者の脳を観察し、茶褐色のシミ状の斑点と糸クズ状に変性した神経細胞を発見したのです。そして、この変性した神経細胞こそが「認知症」の本質であると見抜きました。

それから一〇〇年、脳にできた斑点は「老人班」と呼ばれ、「アミロイドベータ」という異常なタンパク質であることが分かりました。そして、あの神経細胞の糸くず状の変化は「神経原線維変化」と呼ばれ、「異常リン酸化タウ」であることも分かりました。「アルツハイマー病」の原因はこのような病理の変化にあると考えられていますが、病理の変化だけが認知症になってしまうことと関係しているわけではないことも最近の疫学調査で分かってきました。

疫学調査で明らかになったことは、その人の「生活習慣のあり方」——どんな趣味を持ち、何を食べて、どのくらい運動をしているかが深く関わっていることが示されているのです。

音楽活動が認知症予防に与える影響

音楽活動を含め、余暇活動が認知症の予防に良い影響を与えるという、興味深い「前向き研究」結果が報告されています。これはニューヨークで行なわれた研究ですが、ブロンクスの七十五歳以上の住民、四六九人を対象に行なわれた「余暇活動」と五年後の認知症発症との関係を調べたものです。

この四六九人は、研究開始の時点で、医者に認知機能の「異常なし」と診断された人たちでした。この人たちを五年間にわたって追跡調査したのです。その結果、五年後には何と一二四人もの人が認知症になっていて、その七〇%は「アルツハイマー病」だったことが分かりました。

「アルツハイマー病」になってしまった人の五年間の余暇の過ごし方を分析したところ、アルツハイマー病の発症と知的活動としての余暇の過ごし方との因果関係が明らかになりました。例えば、余暇に「活字を読むか」という質問に対して、「これといって何もしない」と申告した人たちのアルツハイマー病の発症を「一」とすると、新聞や雑誌を「週に何回も読む」と答えた人の発症率は「〇・六五」でした。このことは、余暇に新聞や雑誌を読むだけで、アルツハイマー病の発症を約三分の二に減らせるとも解釈できます。

「運動」では、ウォーキングや水泳によっても、アルツハイマー病の発症を三分の二に抑えられていることが分かりました。また、「クロスワードパズル」をよくする人も、アルツハイマー病の発症を三分の二に抑制されていることも分かりました。

この調査でもっとも高い「認知症予防効果」が認められた趣味は、楽器の演奏やダンスでした。これらの趣味はアルツハイマー病の発症を何と約四分の一にも抑えていたのです。しかも、楽器の演奏が認知症予防に非常に効果があったのは、若い頃から楽器を弾いている音楽家ではなく、高齢になってからの「手習いの素人」の高齢者のほうでした。

これまでの研究から、ピアノを演奏しているときの脳の活動を「光トポグラフィー」で測定した結果では、脳の左右・両側の前頭前野が活発に活動していることが分かっています。しかも興味深いことに、この脳の両側の前頭前野が活発に活動する現象は、覚えたての曲で、まだ楽譜を見ないと弾けないというレベルの演奏のときのみ特有に現れるというのです。そして、楽譜を見なくても弾ける得意な曲の演奏のときには、右の前頭葉のみしか活動していないことが分かっています。

若い頃から楽器を弾いている音楽家よりも、高齢になってからの「手習いの素人演奏家」のほうが認知症をよく予防する――。このブロンクスのデータは、今までできなかったことに挑戦して、達成感を味わうと、その快感がさらに前頭前野を刺激して、さらなる意欲が生じて活動的になっていくことを裏付けています。いずれにせよ、音楽を生活に上手く取り入れることは、認知症の予防効果があることは間違いなさそうです。

一般的に、認知症の予防には知的活動、社交性、運動性の各要素が組み合わさっている生活習慣が最適であると考えられています。楽器演奏やダンスなどの音楽活動には、これらの要素がバランスよく含まれています。また、このデータは一人で行なう知的活動よりも、相手があるチェスやダンスなどの活動のほうが認知症予防効果があることを示しています。しかも、こうした知的活動に手や体を使う「運動」の要素が加わる楽器演奏やダンスが、より認知症予防効果が高いことも示唆しています。

「音楽的な介入」は治療効果をもつ

「音楽療法」は、進行した認知症に対する「非薬物療法」としての効果があることが医学的にかなり確立されてきました。インディアナ大学のロード博士らの行なった研究報告はその一環です。

ロード博士らは、老人ホームに住むアルツハイマー病と診断された約二〇〇〇人の中からランダムに選ばれた六〇人を対象に、音楽の医療効果を確かめる実験を行ないました。

この六〇人をさらに三群に分類しました。第一群には、三〇分間、一九二〇～一九三〇年代の有名だったバンドの「音楽」を中心としたセッションを週に六回、六ヵ月間実施しました。第二群には、「パズル」で遊ぶ活動を実施し、第三群には通常の「娯楽活動」を実施しました。この活動の前に、質問紙と過去の事柄の記憶再生課題を課して、この三群の間に差が認められないことを確認しています。

活動を始めてから二週間目と六ヵ月後の活動終了後に、それぞれ患者さんの精神状態や雰囲気、および社会的相互作用を評価しました。その結果、「音楽」を中心としたセッションを行なった第一群は、他の二群よりも統計学的に精神状態が良いことや、過去の個人的歴史の「記憶再生率」が高いことが認められました。

この結果を踏まえてロード博士らは、アルツハイマー病患者に対する音楽的な介入は治療効果を持つ可能性があると結論しています。

「認知予備力」を高める

「ボケにくい人」――。このテーマに科学のメスを入れた現在の認知症予防の研究のバイブルに『ナン・スタディ』があります。

「ナン・スタディ」とは、アメリカの修道女（ナン）・六七八人が協力して行なわれている「老化と脳」の関係を多角的に分析するもので、一九八六年に始まり、現在も進行中の研究です。これまでに、この研究は「認知症と生活習慣」との関係について、多くの成果をもたらしてくれています。

この研究のもっともユニークな点は、シスターたちの人生の足跡と彼女たちの認知機能を含めた脳機能を詳細に記録していることと、シスターたちが亡くなった後に「献脳」された彼女たちの脳を解剖し、「アルツハイマー病」による変化などの病理所見と生前の脳機能や生活習慣との対応を検討していることです。

その結果、生前は認知症の症状が全く見られなかったにもかかわらず、解剖結果ではアルツハイマー病の変化を明らかに示しているシスターの存在が明らかになったのです。

例えば、「シスター・バーナデット」という修道女の脳は、アルツハイマー病の証拠である老人班と神経原線維変化が脳全体に広がり、認知機能の中枢の前頭葉にまで達していて、病理医からはもっとも重度の病理所見と診断されました。ところが、「シスター・バーナデット」は、心臓発作で死去するまで、精神機能・身体機能にはまったく衰えが認められず、八十一歳、八十三歳、八十四歳のときに受けた認知能力を見るテストでは、いずれも高得点をマークしていたのです。

「シスター・バーナデット」は決して極端な例ではなく、解剖された脳の病理では重度のアルツハイマー病の変化を認めても、その三分の一のシスターたちは健常な知的機能を生前維持していました。「ナン・スタディ」の関係者は、彼女たちを認知症から「逃げおおせた人」と呼んでいます。

一方で、「逃げおおせた人」たちとは逆に、生前は医師から「認知症」の診断が下されて、事実ボケそのものであったにもかかわらず、脳の解剖結果ではアルツハイマー病の変化は大したことはなかったシスターもたくさん存在しました。では、認知症になりにくい人と、なりやすい人の違いはいったいどこにあったのでしょうか？

「ナン・スタディ」のデータから、若い頃の言語能力が高い人は認知症になりにくいことが明らかになりました。「ナン・スタディ」のシスターたちは、二十代で修道女になるときに、それまでの半生記を直筆で残していました。そこで、その文章を意味密度や文法的複雑さなど、書き手の教育程度や知識、語彙、読解力、短期記憶を反映する項目について分析して、シスターたちの言語能力を点数化しました。その結果、言語能力の点数が高いシスターでは年を取ってから認知症になる人が少ないという結果が得られたのです。

こうした事実は、認知機能のネットワークを破壊する「病魔」（アルツハイマー病）に打ち勝って、脳内ネットワークの機能を維持することができる「強い脳」が存在することを意味します。こういう強い脳を「認知予備力」が高い脳といいます。「ナン・スタディ」は「認知予備力を高める」ことができれば、アルツハイマー病を発症しないで済むという可能性を私たちに示してくれたのです。

「ナン・スタディ」の修道女たちは、アメリカの中でも統計的にみても極めて長寿です。一〇〇歳を超えたシスターもたくさんいます。「ナン・スタディ」のリーダーであるスノウドン博士は、科学的検証として数値では表すことができないが、とても重要な要因として、シスターたちが等しくもっている「前向きな人生観」を支える強い「信仰心」をあげています。

「軽度認知障害」の認知音楽療法

木沢記念病院では、「もの忘れ外来」を設置して「軽度認知障害を対象とする認知症発症予防を目的とする認知音楽療法」というプロジェクトを立ち上げ、「岐阜県音楽療法研究所」と共同して「認知音楽療法」を実施しています。

「もの忘れ外来」の目的は、「最近、物忘れが気になる」という患者さんに対して、それが「年のせい」なのか、あるいは「認知症の前触れ」なのか、あるいは「うつ病」なのかを明確にすることです。そして、認知症の前段階の危険性がある「軽度認知障害」と診断された場合には、薬物療法に加えて認知音楽療法を施行しています。

「軽度認知障害……ＭＣＩ：Mild Cognitive Impairment」は、アメリカでも有名な『メイヨ・クリニック』のピーターソンらによって定義づけられた「アルツハイマー病」の前段階の概念で、「まだ認知症ではなく、一般の認知能力は保たれているが、病的な記憶の遅延再生の障害がある状態」と定義されています。

このプロジェクトは、「もの忘れ外来」を受診された患者さんのうち、「軽度認知障害」と診断された患者さんを対象に、「大脳心理テスト」や「ＭＲＩ」「ＰＥＴ」などを含めた全身検査を行ない、全身性の疾患がないことや「うつ病」がないことなどの基準を満たしたグループを抽出します。

そして、抽出した群をさらに二つのグループに分け、任意に週一回の「認知音楽療法」を施行する群と、施行しない群に分けます。そして、実施（実験）群のほうが実施しない（統制）群に比べて、認知症の発症年齢の遅れに有意な差が出るかどうかを分析し、「認知音楽療法」の予防効果を検討します。

この研究は「前向き」研究（「プロスペクティヴ」研究と言います）なので、施療後の三年間、患者さんの状態を認知機能検査や画像診断により追跡調査して、認知音楽療法の認知症予防効果を検討していきます。現時点では、このプロジェクトは一年を経過したところですが、「ＭＣＩ」の認知症になる危険率が年間一五％程度といわれているのに比較して、「認知音楽療法施行群」では八％に抑えられていて、認知機能の低下の度合いも統計的には抑制される傾向を認めています。「音楽と記憶」、「認知症予防と音楽療法」については別の機会に詳しく述べたいと思っています。

『奥村式ＭＣＩ』の評価法

以下に、現在、当センターで用いている『奥村式ＭＣＩ評価表』（表5）を示します。

「歌作り」では、「先週、だれか有名なひとが逮捕されたニュースがありましたね」といったヒントを与えて、想起できたら2点、さらに職業や場所などのヒントを加えて想起できた場合は、1点とします。

「身体運動」の3は、「右手―拳・左手―手刀」の組み合わせを「右手―手のひら・左手―

拳」の組み合わせといったように、正しくコンビネーションをスイッチができれば2点。5では、患者さんに「左足を右斜め前へ一歩前進」、次に「右足を左斜め前へ一歩前進」というようにステップを踏んでもらいます。そして、「進む方向」と「ステップ」の両方が正しく再生できたら2点、「進む方向」のみでは1点とします。

「楽器活動」の6〜9では、数字の標識をつけた卓上チャイムを1オクターブ用意して並べておきます。そして、患者さんに同じ楽譜を用いて6〜9の課題を順番に演奏してもらいます。

「音楽鑑賞」の11では、「これからある音楽を聴こうと思います。この曲に合うと感じる『題名』を次の四つの中から選んでみてください」と言って、例えば「砂漠」「水族館」「競馬場」「動物園」といった四つの題名カードを提示して『水族館 展覧会の絵より』を聴かせます。そして鑑賞を終えたところで題名を選んでもらい、なぜその題名を選んだかのその理由を尋ねます。このときに曲の持つ一般的なイメージが言語化できれば、2点と評価します。患者さんが自分で言語化できない場合、例えば「ゆらゆらした水の感じですか、それとも激しく踊っているような感じですか」というような質問をします。この質問に対して曲のイメージにマッチした「ゆらゆらした水の感じ」の方に同意できれば、1点とします。

音楽鑑賞	11	音楽鑑賞の課題内容を覚えている			
	12	音楽鑑賞において、聴取音楽から受ける印象を言語化できる			
歌唱	13	仲間とともに声を出して歌うことを楽しんでいる			
	14	1つの“かな”を抜いて歌うという指示に従って、歌詞を見ながら歌唱することができる			
	15	2つの“かな”を抜いて歌うという指示に従って、歌詞を見ながら歌唱することができる			
	16	歌詞に示された交互唱などの指示に従って、歌唱することができる			
振り返り	17	活動内容について、活動カードの順序が正しく並べられる			
	18	楽器と歌唱活動で使用した音楽の曲名が自発想起できる			
	19	曲名カードを提示すれば活動とマッチングできる			
	20	歌作りで作成したニュースの内容の歌詞の穴埋めが3箇所以上記載できる			
		合計 **／40 点**			

表 5 奥村式 MCI 評価表

名前＿＿＿＿＿＿＿＿＿＿　生年月日＿＿＿＿＿＿＿＿（　　歳）

検査日＿＿＿＿＿＿＿＿＿＿　検査者＿＿＿＿＿＿＿＿＿＿

			できる 2点	1/3以上 1点	できない 0点
歌作り	1	手がかりがあれば過去1週間におきたニュースを3つ以上想起できる			
身体運動	2	構成のある動き(左手を前方に伸ばし、右手で肘を支え、右方向に動かす等)の模倣ができる			
	3	左右対称の動き(拳、手刀、掌)のスイッチングの模倣ができる			
	4	左右の指示に対して誤りがない動作ができる			
	5	(左足から)前方→(右足から)右方向→(右足から)前方→(左足から)左方向などの簡単なステップを見て正しく模倣できる			
楽器活動	6	5種類以上の数字や色などの記号の口頭指示により、対応した音階楽器の演奏ができる			
	7	5種類以上の数字や色などの記号楽譜を見ながら、音階楽器の演奏ができる			
	8	指差しをすれば、一定のテンポに合わせて、5種類以上の数字や色などの記号楽譜を見ながら音階楽器の演奏ができる			
	9	一定のテンポに合わせて、5種類以上の数字や色などの記号楽譜を見ながら、音階楽器の弾き歌いができる			
	10	一定のテンポに合わせて、2箇所以上変換のある簡単なリズムの記号楽譜を見ながら、打楽器の弾き歌いができる			

「歌唱」の14は、歌詞のなかにある特定のかなをひとつだけ抜いて歌う課題です。例えば『北国の春』の歌詞にある「か」の部分を抜いて歌ってもらいます。15では歌詞のなかにある特定のかなをふたつ抜いて歌う課題です。例えば『早春賦』の歌詞から「の」と「に」を抜いて歌ってもらいます。

4 「うつ病」

現在、日本では年間三万人以上の自殺者が発生しています。そのうちの多くのケースが「うつ病」と関係があるのではないかと推定されています。「うつ病」は死に至るとても危険な病気です。「うつ病」を「心のカゼ」と評する向きもありますが、カゼのように自然に治る病気ではありません。安易に「心」という言葉を用いることは「うつ病」の本質を見失うことにもなりかねません。

「うつ病」の特徴は、まず気分、感情に障害が起こります。例えば、悲哀感や寂しさ、自責感、そして希死念慮（死にたい）といったことを訴えます。睡眠障害や食欲の障害が起こり、症状は数週から数ヵ月、持続します。

「うつ病」は感情の障害ばかりがクローズアップされがちですが、「うつ病」の本質は、前頭葉前野を中心とした「脳の認知機能が低下」する脳の認知の病気であるということです。

うつ状態になると、脳内の神経伝達物質である「セロトニン」*などの働きが悪くなり、「自己が生存にとって最適な行動を取れるように外部の環境や自分の心身の状態に気づく機能」が低下してしまい、前向きに生きる意欲が失せて、集中力がなくなり、何事も決められなくなります。「うつ病」は、まさしく「前頭前野」の「機能障害」なのです。

最近では「ＳＳＲＩ」（選択的セロトニン再取り込み阻害薬）という副作用が少なく、脳内のセロトニンを調節する薬も普及していますが、安易に薬物療法だけに頼るのではなく、再発予防のためにも「認知音楽療法」の適応を真剣に検討する時期にあると思います。なぜなら、「認知音楽療法」は情動を司る「扁桃体」に働いて、「快」の感情を導き出す効果があり、前頭葉の機能低下を改善する作用があると考えられるからです。

＊　**セロトニン……**神経伝達物質の一つで、私たちの認知機能や感情に大きな働きをしていると考えられている。

5「PTSD」（心的外傷後ストレス障害）

さらに「うつ病」との関係が注目されているのが心的外傷後ストレス障害（PTSD：post traumatic stress disorder）です。日本では、「地下鉄サリン事件」や「阪神大震災」の後遺症として広く知られるようになりました。

「心的外傷後ストレス障害」（PTSD）は、激しい心的ストレスにさらされた後に、ちょっとしたきっかけでその災害の光景がありありとよみがえってきたり（「フラッシュバック」）、悪夢にうなされて不眠になったり、強度の不安や緊張に苦しめられます。最近では、虐待や性的犯罪の犠牲になった児童や女性、さらには地震や台風などの災害の被害にあった人々も「PTSD」に苦しんでいると言われています。

「PTSD」も、脳の前頭葉の活動の低下や機能障害が考えられます。東京大学医学部の精神科のグループは、「地下鉄サリン事件」で被害に遇った人たちからの調査から、「PTSDと診断された人では前頭葉の前部帯状回のネットワークに異常があった」ことを報告しています。*

「前部帯状回」は、「扁桃体」と強くネットワークしています。過度のストレスがかかったとき、扁桃体が過剰に反応して前部帯状回の働きに抑制をかけて、前頭葉が機能不全となることが「ＰＴＳＤ」の機序として考えられています。

さらに、「ＰＴＳＤ」の治療薬として前項で示したうつ病の治療に有効な「ＳＳＲＩ」（選択的セロトニン再取り込み阻害薬）の有効性が報告されていることから、前頭葉との関係が示唆されています。というのは、「セロトニン」の受容体は前頭葉に多く存在しているからです。事実、「ＳＳＲＩ」がまだ開発されていなかったベトナム戦争当時、「ＰＴＳＤ」を蒙った米軍兵士に対して「音楽療法」が非常に有効であったという記録が残っています。

また、幼児期に「ＰＴＳＤ」を発症した子どもでは、その脳の「海馬」に萎縮が認められるという報告もあります。これは「ＰＴＳＤ」によって引き起こされる強いストレスによって、過剰に分泌されるストレスホルモンの「コルチゾール」が、海馬に影響を与えるためと考えられています。

「ＰＴＳＤ」が前部帯状回や海馬の機能低下によって惹き起こされるという説に従えば、「認知音楽療法」はこうした脳の部位とその機能に間接・直接に影響を与えることで、病状を改善させていくことが可能であり、適用は十分に可能です。さらに、「ＰＴＳＤ」の患者さんは不眠や極度の緊張状態などに苦しんでいる場合が多く、リラクゼーションのスキルを身につけることは症状の緩和につながります。音楽のリズムやメロディーは、緊張の緩和に有効です。

＊ *Psychiatry Res.* (2006) Apr 30;146(3):231-42.

あとがき

脳神経外科専門医として二十年――。脳卒中・脳外傷・脳腫瘍の手術をはじめ認知症・うつ病・頭痛といった疾病の薬物療法など、脳治療の最前線にたずさわってきました。そしていま思うことは、「人はメスや薬だけでは、救われない」という事実です。

いま日本の医療においてもっとも求められているのは「全人的医療」という視点です。「全人的医療」とは、手術や薬物療法といった治療にのみ注目するのではなく、人を人として全体的に捉え、患者さんやご家族の個性や生活環境にも配慮した、心の触れ合いを大切にする医療のことだと私は思っています。

この「全人的医療」の重要性に、改めて「気づき」を与えてくれたのが「音楽療法」でした。音楽療法との出会いは私にこれまでの医療体験では到達することができなかった新しい境地を垣間見せてくれたのです。それは、音楽的な刺激は人の情動のみでなく、思考・記憶・意識などにも働きかけること、音楽療法は人が幸せに生きるために働く「認知機能」のネットワークを発達させること、そして洗練された音楽療法は従来のリハビリテーションでは不可能であった患者さんの失われた脳機能をも蘇らせることができるという事実です。

眼の前で展開される音楽療法の劇的な脳リハビリテーションの効果に驚愕した私は、古今東西の音楽療法に関する書物を読み漁りました。しかし、残念ながら音楽療法の理論的背景を十分に説明したテキストに出会うことはできませんでした。「ならば、音楽療法を自分の言葉で表現してみよう」「医療現場における音楽療法の実際を描くとともに、その音楽療法の理論的背景を脳科学の視点から分かりやすく表現してみよう」——そう思い至りました。そしてできあがったのが本書です。

私たちの心身に生じる日々の変化は「脳機能」の変化です。この脳機能の変化は脳の神経細胞同士の結びつきが強められることによってもたらされます。この脳の特性を理解し、認知機能のネットワークを発達させるための理論的計画を立て、それを実行し、その効果を医学的に評価する音楽療法——。これを私は「認知音楽療法」と名付けることにしました。

本書では、交通事故によって脳の機能を失ってしまった患者さんの「認知音楽療法」のセッションの実際と回復のプロセスを中心に描くことにしました。音楽療法士（セラピスト）の緻密な観察と理論と経験に裏付けられたドラマチックな展開に圧倒された私の実感が少しでも伝わればこんなにうれしいことはありません。
後半では、認知音楽療法の理論的背景と臨床上の効果の判定を脳科学的手法を用いて解釈するとともに、その適応可能な疾患についても触れておきました。また、「脳と音楽」との関係を脳の構造と機能から、さらには神経画像を用いて最新の脳科学の知見をわかりやすく盛り込んであります。

しかし実を言えば、本書の執筆が一筋縄では行かなかったことも告白しておかねばなりません。音楽療法は科学的な記述をいくら積み上げても根本的には理解することができない「クオリア」の問題に似ています。音楽療法の本質に迫ろうとすることは、人類がその文明の発祥以来考え続けてきた「心と脳・身体とがどういう関係にあるのか」という主題に迫ることと同じであり、私はそれと同じ試みをしているのではないか――。この「気づき」は私の筆を完全に止めてしまいました。

そんなある日、私に転機が訪れました。

それまで音楽療法と脳の関係を机上で考えていた私が、その日は無心にじっくりと音楽療法室で患者さんと音楽療法士のセッションを見ることができたのです。そのとき初めて音楽療法の現場を見たときのあの新鮮な感動が蘇ってきたのです。このことが転機となって、「この音楽療法の現場で、私が見て、聞いて、感じたことを素直に書けばいいのだ」――そう腹が決まりました。

これを契機に、その後も時間が許す限り音楽療法室に足繁く通い、目の前で展開されている音楽療法の現場を、無心に、あるがままに受け容れることにしました。そしてできあがったのが第二章の事例です。第二章を書き上げ、肩の力が抜けた私はいままで気づかなかった音楽療法と脳科学との密接な関係が少しずつ見えるようになっていました。そして、三年以上の月日が過ぎてようやく本書は完成したのです。私にとって、本書の執筆は人の生に寄り添う行動であり、患者さんやそのご家族から、人が「生きる」ということを改めて教えていただく体験でもありました。

脳の損傷のみならず、脳機能障害により意識を回復できない状態であるとみなされている方がこの国には多く存在しています。これらの人たちの多くが「自分の心の内を叫びたいのに封じ込められている」という事実を心に留めていただければ幸いです。

最後に、本書の構成に心を砕き、私の意図を理解し、三年もの間、粘り強く編集をしていただいた人間と歴史社の佐々木久夫社長、それを陰で支えた山本聡氏、そして本書を見事な装丁に仕上げてくださった妹尾浩也氏に感謝するとともに、長期にわたって私を支えてくださった木沢記念病院中部療護センターの篠田淳センター長と、私を音楽療法に導いてくださった岐阜県音楽療法研究所の門間陽子所長に感謝いたします。

二〇〇八年三月

奥村　歩

著者略歴
奥村 歩（おくむら・あゆみ）
昭和63年、岐阜大学医学部卒業。同大学医学部脳神経外科入局。
平成10年3月、岐阜大学大学院医学博士課程修了。医学博士。
平成10年4月、North Calorina Neuroscience Institute 留学。
平成12年1月、岐阜大学附属病院脳神経外科病棟医長併任講師。
平成15年9月より木沢記念病院中部療護センターにおいて脳リハビリテーションに音楽療法を取り入れ、積極的に取り組む。当施設の脳神経外科部長と同時に岐阜大学客員医学講師もつとめる。
著書：『ボケない技術《テク》ー「もの忘れ外来」の現場から』（世界文化社）
所属学会等：脳神経外科学会（評議員）・日本認知症学会・日本うつ病学会・日本アルツハイマー病研究会・日本脳ドック学会・日本磁気共鳴学会・日本核医学会（PET核医学専門医）・日本高次脳機能学会・日本意識障害学会・日本脳循環代謝学会・日本神経外傷学会・日本脳卒中学会・日本音楽医療研究会（世話人）他多数。

音楽《おんがく》で脳《のう》はここまで再生《さいせい》する
―脳《のう》の可塑性《かそせい》と認知音楽療法《にんちおんがくりょうほう》

2008年 5 月20日　初版第 1 刷発行

著　者　奥村　歩
構成・編　佐々木久夫
発行者　佐々木久夫
発行所　株式会社 人間と歴史社
　東京都千代田区神田駿河台3-7　〒101-0062
　電話　03-5282-7181（代）
　FAX　03-5282-7180
　http://www.ningen-rekishi.co.jp
装　丁　妹尾浩也
印刷所　株式会社シナノ

©2008 Okumura Ayumi, Printed in Japan
ISBN 978-4-89007-169-2
造本には十分注意しておりますが、乱丁・落丁の場合はお取り替え致します。
本書の一部あるいは全部を無断で複写・複製することは、法律で認められた場合を除き、著作権の侵害となります。定価はカバーに表示してあります。

響きの器

多田・フォントゥビッケル・房代◆著

人間は響きをもつ器——。そのひとつひとつの音に耳を澄ませることから治療がはじまる。ドイツで音楽治療を学び実践する著者が、人生の諸場面で感じとった音を言葉にうつし、東洋と西洋の間、古と現代の間、医学と芸術の間に架けるものとして、「音楽」のもつ豊かな可能性を示唆する。

定価:2,100円(税込)　A5判上製　218頁

即興音楽療法の諸理論【上】

K.ブルーシア◆著　林 庸二ほか◆訳

音楽療法における〈即興〉の役割とは! 25種以上におよぶ「治療モデル」を綿密な調査に基づいて分析・比較・統合し、臨床における即興利用の実践的な原則を引き出す!

定価:4,410円(税込)　A5判上製　422頁

障害児教育におけるグループ音楽療法

ノードフ&ロビンズ◆著　林 庸二◆監訳　望月 薫・岡崎香奈◆訳

グループによる音楽演奏は子どもの心を開き、子どもたちを社会化する。教育現場における歌唱、楽器演奏、音楽劇などの例を挙げ、指導の方法と心構えを詳細に述べる。

定価:3,990円(税込)　A5判上製　306頁

音楽療法最前線[増補版]

小松 明・佐々木久夫◆編

心身のゆがみを癒し、修復する音楽療法とは何か。当代きっての研究者が振動、1/*f*ゆらぎ、脳波、快感物質など現代科学の視点から音楽と生体のかかわりを説き明かす。糸川英夫、筒井末春、武者利光氏ほか9名による対談を収録。さらに全日本音楽療法連盟認定の音楽療法士認定規則、専攻コース・カリキュラムのガイドラインを補追し、資格認定の手続きから申請書類、申込方法、審査基準を紹介!

定価:3,675円(税込)　A5判上製　394頁

第五の医学　音楽療法

田中多聞◆著

医師、薬物中心の医療の中で、全人的医療の一環として位置づけられる音楽療法とは何か。その理論と実際を、我が国における音楽療法の先駆者であり、実践者として知られる著者が、二十余年にわたる臨床と研究をもとに集大成。スクリーニングから精密検査、治療に至る音楽療法の処方を全て紹介した注目の書!

定価:2,625円(税込)　四六判上製　349頁

魂から奏でる—心理療法としての音楽療法入門

ハンス＝ヘルムート・デッカー＝フォイクト◆著　加藤美知子◆訳

生物・心理学的研究と精神分析的心理療法を背景として発達・深化してきた現代音楽療法の内実としてのその機能、さらに治療的成功のプロセスを知る絶好のテキストブック。

定価:3,675円(税込)　四六判上製　496頁

音楽療法関連図書

音楽療法スーパービジョン【上】

ミシェル・フォーリナッシュ◆編著　加藤美知子・門間陽子◆訳

音楽療法の質を高め、「気づき」を深めるために重要なスーパービジョン。本書は音楽療法スーパービジョンについて体系的に書かれた初めての書。スーパービジョンのアイディア、枠組み、構造、テクニック、アプローチ、そして「なぜ音楽なのか」という問いの答えとともに、音楽療法の核になる方向性が示され、学生や実習生、実践している臨床家の方々におすすめ。

定価:2,625円(税込)　A4変型判並製　226頁

音楽療法の現在

国立音楽大学音楽研究所　音楽療法研究部門◆編著

音楽療法における臨床・教育・研究の先端を網羅! 音楽療法の本質に迫る新たな視点!

定価:4,200円(税込)　A4変型判並製　364頁

音楽療法事典【新訂版】

ハンス＝ヘルムート・デッカー＝フォイクト◆他編著
阪上正巳・加藤美知子・齋藤考由・真壁宏幹・水野美紀◆ 訳

世界唯一の「音楽療法」に関する事典――現代音楽療法に関する世界的動向・歴史的背景を網羅。各種医学、心理学、教育学、社会学、民族学、哲学、美学、音楽心理学などの視点から〈なぜほかならぬ音楽療法なのか〉について多角的に論及する。

定価:4,200円(税込) 四六判上製函入 443頁

[実践]発達障害児のための音楽療法

E.H.ボクシル◆著　林 庸二・稲田雅美◆ 訳

あらゆるクライアントに適用可能な人間学的モデル!!――数多くの発達障害の人々と交流し、その芸術と科学の両側面にわたる、広範かつ密度の高い経験から引き出された実践書。理論的論証に裏打ちされたプロセス指向の方策と技法の適用例を示し、革新的にアプローチした書。

定価:3,990円(税込) A5判上製　310頁

振動音響療法―音楽療法への医用工学的アプローチ

トニー・ウィグラム, チェリル・ディレオ◆編著　小松 明◆ 訳

音楽療法への新たな視点! 癒しと治療の周波数を探る!――音楽振動は、旋律、リズム、和声、ダイナミックスなどの音楽情報をもっており、1/fゆらぎによる快い体感振動である。聴覚と振動がもたらす心理的・身体的治療効果に迫る!

定価:4,200円(税込)　A5判上製　353頁

原風景音旅行

丹野修一◆作曲　折山もと子◆編曲

自然と人間の交感をテーマに、医療と芸術の現場をとおして作曲された、心身にリアルに迫る待望のピアノ連弾楽譜集。CD解説付!!

定価:1,890円(税込) 菊倍判変型並製　48頁

あなたたちは「希望」である

ダウン症と生きる

丹羽淑子

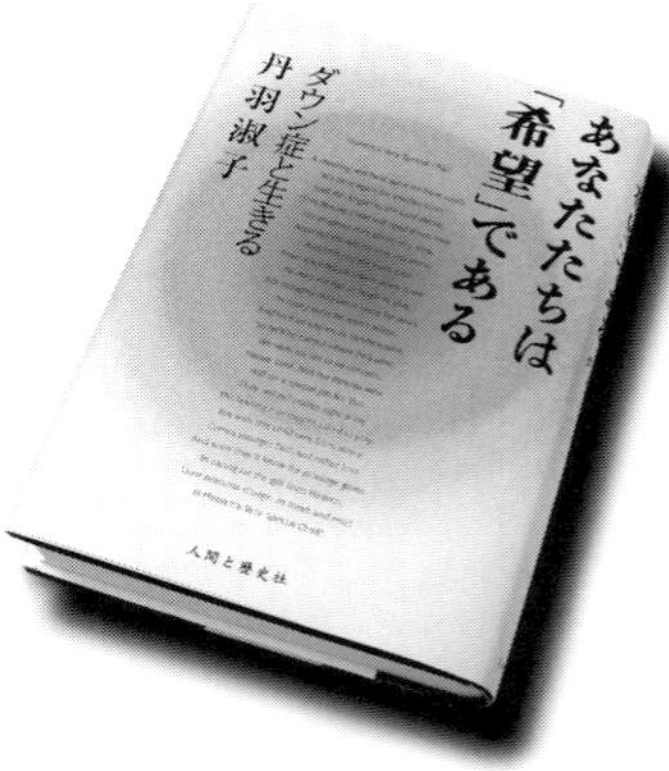

「一人ひとりの子どもが大きくなって、生まれてきて良かったと思えるように」、その願いを家庭から社会へ、そして世界へ、と拡げていくことが大切だと思います。

この本と出逢えたことを本当に感謝しています。「一人ひとりの子どもが大きくなって、生まれてきて良かったと思えるように…」と願って、子どもの成長を見守ってこられた丹羽先生、ご家族、そして周りの人びとのチームワークに感動しました。ハンディをもつ子どものお母さんや子育てに悩んでいるお母さんだけでなく、若い方に、ぜひ、この本を読んで、生きることの素晴らしさを知っていただきたいです。——黒柳徹子

“ダウン症告知後の苦しむ心を助けたい”
“目をそらさず子どもと向き合ってもらいたい”
と、ダウン症発達相談を20年余り続けてきた著者。
13人のお母さんがたの繊細で力強い証言のほか、
障害の有無にかかわらず、子どもの心を育てるために
重要な、乳児期の意味について具体的に紹介！

定価：2,100円（税込）
四六判上製　448頁